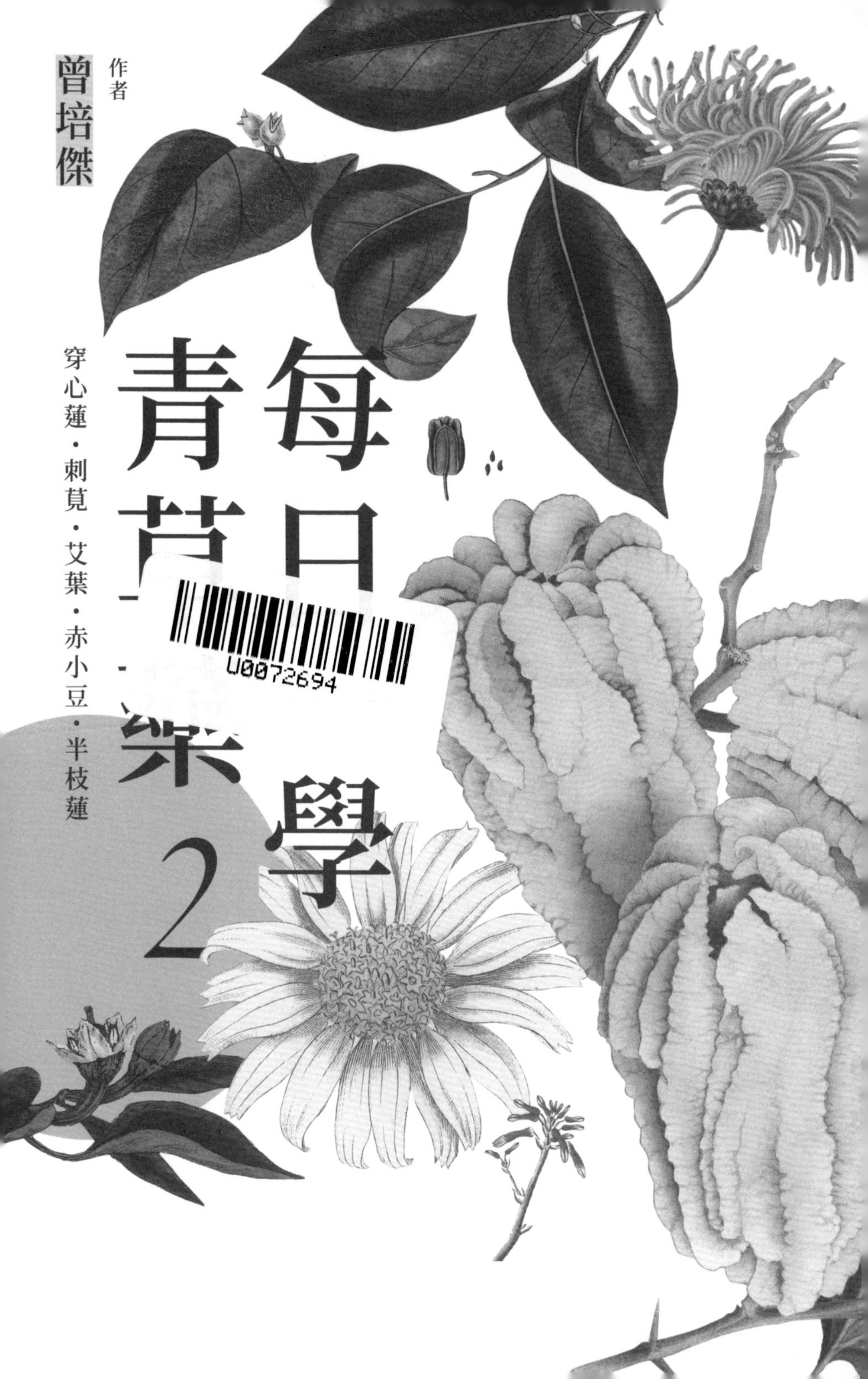

作者 曾培傑

# 每日青草藥學 2

穿心蓮・刺莧・艾葉・赤小豆・半枝蓮

## 內容提要

小草藥，大用處。中草藥是中醫藥文化的重要組成部分，是大自然賦予我們的寶貴財富。從古至今，人們一直都能充分利用自然界的各種草木、花果治療疾病。本書根據曾培傑老師在民間開設的「每日一學．草藥」欄目整理而成，採用講故事的形式，講述了各種草藥對不同疾病、不同證型的治療效果，展示了諸多常用的草藥驗方、茶療方、食療方。書中故事輕鬆有趣，情節引人入勝，語言通俗易懂，摒棄了以往中醫著作的種種文辭奧古、佶屈聱牙，輕鬆達到傳播與教授中醫文化及草藥知識的目的。

書中還特別設有「草藥小補帖」，詳細介紹草藥的性味功用，以便讀者更加深入地了解草藥。相較於傳統中醫教材，本書的適讀性更優，適合廣大中醫藥愛好者閱讀參考，中醫藥院校學生亦可通過本書的內容加深對理論學習的理解和掌握。

## 緣起

無界限學校，天地大講堂。

在今年暑期山林班結束後，我們便在早晨六點鐘開始「每日一學．草藥」這個欄目。

大家圍坐在湖心亭公園的中心。湖光、山色、清風、朝陽、鳥叫、蟲鳴……

我們講學的地方，以天為廬，以地為席，以山川萬物為依靠。

看著這剛剛修建好的湖心亭公園，這是和學生老師們用近半個月的時間建成的。依稀記得大家跳進河裡撈石頭，砌石鋪路，壘石為臺，立石為碑，孩子們或爬到樹上玩耍，或賣力幹活，或圍著篝火發呆，或高聲歌唱，或受傷出血後冷靜地敷草止血……

看著孩子們對草藥世界的好奇，以及現學現用。墨旱蓮搗爛可止血，薄荷葉外擦可止癢，車前草煮水可治尿赤痛，葫蘆茶含在嘴以解渴……

他們看到什麼植物，都會問，這是什麼藥？

眼見青皆是藥，這大自然的草藥寶庫，我們豈可入寶山而無所得。因此，草藥是普及中醫的一個關鍵的環節。

我們在力求把每一味藥講精、講透的同時，也盡量講得通俗易懂，讓大家都能聽懂、識得、會用。在日常生活中，遇到一些小病小痛，便能信手拈來，到田邊屋角轉一下，便把疾病輕鬆化解了。

而這便是中醫生命力的真正所在，簡、驗、便、廉，就地取材，甚至不花分文毫釐。中醫的根在民間，在廣袤的山川間。

而當廣普大眾都能夠輕鬆應付一些普通疾病的時候，中醫文化的根就真正扎牢了。將來，中醫文化一定會綻放出屬於它最璀璨的光彩！

點一盞明燈，燃希望之火，照亮黑暗的每一個角落，遠離迷惘，解開疑惑，海天任遨遊……

曾經有人說過，給我一個支點，我能撬動地球。

我們也曾經說過，給我們一枝筆，我們能撬動整個世界。

有時候一個小小的善念，卻能溫暖大大的人世間。

願是人生的發動機，是照亮黑暗的那盞明燈。

我們普及草藥的願景是什麼？是要在世界每一個角落都能看到中醫藥發光發亮！

中醫藥文化普及最快的，就是草醫文化、草藥文化。

路邊一把草拔出來就能將病治好，這種是普及效率最快的，也是老百姓都願意爭相傳唱的。

蘋果公司的創始人賈伯斯有一個願望，就是建立雲端教育，使人們能夠共享知識，無國界、無民族、無膚色，把所有大學校園的牆都推倒，讓人人都可以接受最高端前沿的教育。

中醫也一樣，我們會突破國界、民族、膚色的障壁，通過中醫人的努力，建立雲端共享，把中醫藥文化普照到每一個國家，每一個角落。

願更多的人踏上這艘中醫普及的「大船」，讓更多的人能共享中醫的偉大智慧！

# 目錄

第26日

# 穿心蓮

**8月23日　晴轉雷陣雨　劉屋橋**

今天要講的這味草藥，我在讀小學的時候就知道了，嶺南還有不少人家種。

最早的印象就是家裡的雞發瘟不吃飯，近似於「禽流感」的那種。大人弄半片或一片搗爛後灌到雞嘴裡，讓牠吞下去，等一下就很精神地跳起來，也就是所有炎症、溫熱的病都管用，它叫穿心蓮。

它能把一切心火熱毒都穿透過去，它還有一個別名：苦膽草。味如苦膽啊，人體從頭到腳最苦莫過於膽。這個藥苦到極致，跟苦膽有得比。

《草藥歌訣》中記載：苦寒清火消炎熱。

穿心蓮最厲害的功效就是清火消炎熱，嶺南地區常見的草藥中，消炎熱的作用無人能比。

它的功效從頭到腳，所以我們就按照從頭到腳的順序介紹。

## 眼疾

我們當地治療流行紅眼病，每家都有每家的招，有些流行紅眼病晚上心煩氣躁睡不著覺，所以必用的藥是桑葉，桑葉管肺和肝。

在我們這邊有一家人，家裡就種有穿心蓮，大家相繼得流行紅眼病的時候，他們家孩子得病最晚卻最先好。後來大家都到他家裡去找藥。

我去問他這其中緣由，他告訴我，他只要看兒子眼睛紅，就給他摘幾把桑葉、幾片穿心蓮煮水，再調點糖，吃下去就好了。

退眼結膜炎、目珠腫脹痛就用穿心蓮、桑葉。尤其是炎火導致失眠，心主火，火熱瞀赤，穿心蓮主之。

讀者們需要記住一句話，所有火熱瞀赤的疾病，眼睛發紅、脾氣大、舌頭紅、口乾苦、脾氣爆火用穿心蓮。

所以我最早接觸它的功效是治眼睛。

## 中耳炎

中耳炎，耳朵裡化膿水，吃藥到肚子裡要到耳朵很難，那麼就直接讓耳朵「吃」藥。

自製穿心蓮消炎液。

將穿心蓮搗爛，擠出綠色的水，點到耳朵裡面。這就是百炎消，百種炎症都會消掉。

## 口腔潰瘍

口腔潰瘍，瘡火像冒火山一樣，用穿心蓮做漱口方。第一步，把蒲黃煎水，穿心蓮不要煎。第二步，用新鮮的穿心蓮搗爛後拌在蒲黃葉裡漱口。漱幾下疼痛就能減輕，再漱幾下就不痛了。

## 扁桃體發炎

扁桃體發炎這個病暴飲暴食、吃煎炸燒烤、胡吃海塞的人很容易得。因為腸胃一堵塞，咽喉就冒火。何以見得？腸胃開竅於咽喉管。

我在讀高中的時候，學生們會常備兩種藥，一是三黃片，二是穿心蓮片。原因是同學們吃了油膩的食物後，第二天準會咽喉痛，拼命喝水沒有用，穿心蓮吃下去就好。

身體差的話，一次不能吃太多，會把胃吃寒，所以不建議過量食用。

## 瘡癰

有幾個孩子的手指經常生瘡，或身上發瘡毒。下面我把自己製藥的方法分享給讀者，不用去外面買藥。普通的無名瘡毒可以做一個「穿心蓮牌消瘡藥」。將穿心蓮搗碎，然後和凡士林調在一起，這就是上乘的綠藥膏！身上起膿頭的、紅紅的、黃黃的、腫腫的包，把這藥抹上，等下就不痛，再等下它就平下去了。

它是膿瘡的剋星、毒熱的殺手！

諸痛癢瘡皆屬心。心其味是苦，以苦來降心火，心火降則百瘡消，所以這個是百炎淨，百種炎症逢它都會乾淨。

## 肺炎

大葉性肺炎，肺部咳膿濁痰，咳吐不淨。南方春夏天發病的人很多，尤其是春天，大葉性肺炎病人非常多，流行起來嚴重的會有高熱症狀。

這疾病原本我治不到，因為通常情況下病人會直接去醫院。那位病人第一個想到的是來找我，說明比較相信我。看過病人後，我給他開四逆散合千金葦莖湯。

他口苦咽乾得厲害，我讓他回去找三黃片或穿心蓮片吃，都可以降肺濁。他回去找到穿心蓮片，吃下去兩天就好了。

## 胃炎

急性胃炎、口臭、口乾苦的這種胃炎，用穿心蓮。如果是慢性胃炎，一般不用它，因為慢性胃炎多虛寒，急性胃炎多實熱，「暴病多實，舊病多虛」。

如果病人自訴近日發病，我們摸脈象有力就給他瀉火；如果自訴病程較長，肯定是抵抗力不足。我們先不管他是什麼病，培補抵抗力要緊。

一個胃炎的患者說自已是幽門螺旋桿菌感染，但是吃了很多藥還沒好，病程一年多。我給他黃芪建中湯，裡面沒有一味藥殺幽門螺旋桿菌，但是黃芪、薑棗吃下去後，他覺得胃很舒服。然後再一個月後，去檢查幽門螺旋桿菌，沒了。

幽門螺旋桿菌喜歡陰溼的胃寒環境，因此補足胃氣，胃中暖洋洋的，它在那裡待不住就會逃了。

## 腹瀉

春節前後很多人因為暴飲暴食，肚子一下消化不了那麼多食物，就會引起腹瀉，但是你還排不乾淨，還有炎熱在腸道裡發酵。這時要把腸道壁的炎熱也消掉。這時用穿心蓮加鳳尾草，苦寒清火消炎熱，你都不需要去吃其他的消炎藥。有些人喜歡吃辣。問病史時說排便時肛門灼熱。「諸熱瞀瘈，皆屬於火。」穿心蓮、鳳尾草吃下去炎熱消。

## 小便灼熱

一位病人在喝完酒後，解小便時尿道口熱辣辣的，好像被刀割一樣。這種情況是喝酒過後酒毒酒熱下攻，所以尿道口會有灼熱感。

穿心蓮煮水，一味穿心蓮煮水加車前草，雖然難喝，但是藥到病除。所以尿道炎症、急性炎症，用穿心蓮一見效，不需要吃第二次。

## 蛇蟲咬傷

穿心蓮，曬乾，因為一般溼藥帶有水分泡酒後，酒會變質，抓一把（草醫都是一下子抓一把不管計量多少）曬乾以後泡在白酒裡，要高度酒，泡好後就是毒蛇酒。一般的毒蛇咬傷、貓狗咬傷，局部容易潰爛、發炎、腫脹，可以塗這個藥酒。藥酒能消炎、解毒，這個就是最為出色的穿心蓮藥酒，而且做起來最簡單。

局部鼓包塗上就行。這些包像火山一樣，爆發了它才鼓起來，由火熱引起，要找苦藥降火。苦能降，苦能清，苦能泄。

當然你覺得一下配好很難，還有一種辦法，在家裡種一棵，搗爛後直接敷在瘡口處，這就是毒熱消。穿心蓮它是性寒味苦，清熱解毒，消腫止痛。

**總複習**

穿心蓮在民間也叫印度草，因為印度太熱，極苦的藥一般產生在極熱的地方，所以用印度草來說明這種藥的生長環境。熱，需要用苦寒清火的藥來消除，所以這味藥，是極熱地方的甘霖、露雨。

苦乃心之味，入心，心主血脈，不單主心臟血脈，五臟六腑的血脈都主。諸痛癢瘡皆屬於心，只要有痛苦，都跟心臟力量不夠強大、血脈不夠通暢有關。

瀉火先活血，血活火易瀉。

一個肝炎患者，口苦咽乾、頭疼，剛吃過穿心蓮和大黃，但是嘴裡還苦。「瀉火先活血，血活火易瀉」，因為血脈活起來，瀉火藥會加強，心主血脈，肝部周圍血脈流通暢快，灼熱很快就出來。我給他用龍膽瀉肝丸，再加複方丹參片。才吃一次，口苦咽乾、目赤腫痛就好了。

穿心蓮，苦寒清熱解毒，消腫止痛。它能清從頭到腳的熱毒；能消從裡到外的腫痛，專門治諸痛癢瘡，諸火赤盛。一個「蓮」字代表蓮子心；代表一個核心、中心；「穿」指穿透，它消毒消炎降火的作用能穿透。

眼睛痛，穿心蓮加菊花，一兩片穿心蓮，加幾朵菊花，眼睛一般的痛脹就消掉了。

耳朵痛，中耳炎你可以用穿心蓮搗出汁液。找幾棵穿心蓮搗爛過後，把綠色的汁擠出來點到耳朵裡，耳痛就能減輕。

口腔潰瘍，穿心蓮搗爛加蒲黃煮，含漱在嘴裡。

咽喉炎，穿心蓮三五片就行，配點桔梗，因為用藥要有方向，不能亂打一通。穿心蓮加桔梗，專消咽喉的毒熱。

急性牙痛、爆火，穿心蓮加一點大黃、薄荷，消牙火的效果很好。

咳嗽、支氣管炎，首先要清楚穿心蓮不給痰白、稀的病人用，痰黃、稠的病人才可以用；痰白但黏稠的也可用，因為黏稠為熱，清稀為寒。黏稠為熱，舉個生活中的小例子：煮粥的時候愈到後期愈黏稠，這個就是熱，趕緊加水去稀釋。

穿心蓮加麥冬，就是最好清潤肺部的藥，穿心蓮三五片、麥冬8至10克。

胃炎、胃痛，「消炎穿心蓮，止痛金不換」。金不換是行氣藥、解表藥、消食藥；穿心蓮是消炎藥、下火藥、清熱藥。

消化不良、腸炎，吃了帶有髒垢、隔夜的食物積在腸道內，不能及時排出。排便肛門灼熱或口中有熱氣，用穿心蓮加鳳尾草，這個藥方叫腸炎消。

肝膽火熱，最明顯的表現是口苦咽乾、目赤腫痛。小柴胡主之，但是小柴胡有人吃沒有效果，因為做成沖劑，藥力已經減弱了。這時摘三片穿心蓮，用那個石臼搗爛後，與小柴胡湯一並服下，口苦咽乾目眩就能消除。它的別名叫苦草，又叫膽草，入肝膽的力量很強，尿道炎，小便時有灼痛感。穿心蓮加車前草，一個利尿，一個消炎，基本上一棵車前草配上三片穿心蓮，通治一切尿道炎。

穿心蓮主傷口感染，毒蛇咬傷。

蛇蟲咬傷的傷口容易發炎，雖然很多蛇、蟲無毒，但是咬傷仍痛入骨髓。這時如果有穿心蓮，抓一把搗爛過後敷在傷口處即可止痛。消炎止痛、消腫解毒啊，局部有傷口、疼痛、感染，你用藥下去感染就擴散不了。

## 草藥小補帖

穿心蓮又名春蓮秋柳、一見喜、欖核蓮、苦膽草、金香草、金耳鉤、印度草、苦草等。味苦，性寒，能清熱解毒、涼血消腫。治急性菌痢、胃腸炎、感冒、流腦、氣管炎、肺炎、百日咳、肺結核、肺膿腫、膽囊炎、高血壓、流鼻血、口咽腫痛、瘡癤癰腫、水火燙傷、毒蛇咬傷。

(1) 治細菌性痢疾、阿米巴痢疾、腸炎：穿心蓮鮮葉10至15片。水煎調蜜服。

(2) 治急性菌痢、胃腸炎：穿心蓮15至25克。水煎服，每日一劑，二次分服。

(3)治感冒發熱頭痛及熱瀉：穿心蓮研末。每次3分，日服三次，白湯送下。

(4)治流行性感冒、肺炎：穿心蓮乾葉研末。每次5克，每日三至四次。

(5)治支氣管炎、肺炎：穿心蓮葉15克。水煎服。

(6)治大葉性肺炎：穿心蓮30克、梅葉冬青50克、麥冬25克、白茅根10克、金銀花25克。水煎，分二次服，每日一劑。

(7)治百日咳：穿心蓮葉3片。水泡，蜂蜜調服，每日三次。

(8)治高血壓（充血型）：穿心蓮葉5至7片。開水泡服，一日數次。

(9)治口腔炎、扁桃體炎：穿心蓮乾葉研末，5至7.5克。調蜜，開水送服。

(10)治咽喉炎：穿心蓮（鮮）15克。嚼爛吞服。

(11)治急性闌尾炎：野菊花50克、穿心蓮25克。水煎，每日二劑分服。

(12)治熱淋：鮮穿心蓮葉10至15片。搗爛，加蜜，開水沖服。

(13)治燙火傷：穿心蓮乾葉研末調茶油或鮮葉煎湯塗患處。

(14)治陰囊溼疹；穿心蓮粉30克、甘油100毫升。調勻塗患處。

第27日

# 刺莧

**8月24日　晴轉大雨　湖心亭公園**

今天要講的這味藥身上帶刺、紅心最好，莧類，叫刺莧。讀者可能會聯想到莧菜，沒錯，莧類植物能拔毒。

「有漿能拔毒，有刺能消腫，有孔可利水，有毛可祛風」。

## 瘡癰

局部瘡腫，用帶刺的藥可以把局部瘡腫破開，就像刺破敵人營寨一樣。但是破開後裡面還有很多火，苦寒清火消炎熱，這時再用穿心蓮。兩個藥物配伍後可以最快地消除包塊。

## 解毒止癢

帶刺的藥物都有透疹止癢的功效。

肝腎陰虛、津不上承所致口苦咽乾可用麥冬、石斛、枸杞子治療，如果用了枸杞子還沒解決可以加刺莧。這個辦法對更年期前後焦躁症也很管用。石斛、麥冬滋陰潤燥，枸杞子補陰、補肝腎，加上刺莧，有刺帶通。

口乾有肝膽火，要找帶刺的藥。古人講肝為五臟六腑之賊。它既然能夠做賊，就能做大將軍，一發怒五臟六腑都被殃及。

發怒的人用荊條治他，用竹竿、板來治不夠，必須要用帶刺的東西，打下去要見血。所有肝火旺、口苦，容易生氣、跟別人較勁的人，你只用白花蛇舌草退不下來，白花蛇舌草你加點刺莧進去，就能退下來。

B型肝炎病人的轉胺酶居高不下，雖然轉陰不容易，但降轉胺酶可以很快。我用白花蛇舌草、刺莧、五味子這三味藥。五味子主收納，好像把它綁住，白花蛇舌草清熱，刺莧疏肝，可以比作直接鞭打，這樣氣不會鬱結於肝，向下進入大腸，最後排出體外。

## 腹瀉

刺莧治療熱毒痢。刺莧治拉肚子愈毒效果愈好，尤其是排便次數多，便後肛門灼熱。

古書有載，治赤白痢疾，刺莧頭。

刺莧頭即刺莧根，因為先有根才有苗葉，也就是下半截埋在土裡的刺莧根。新鮮刺莧根60至150克，水煎服。煮好過後，調點蜂蜜會好喝一點，甘能緩急，這樣排便不會很急，減少病人的排便次數。

如果用了滋陰潤腸的藥治不了的便祕，刺莧可以。刺莧煮水是治療老年人便祕的良藥。

刺莧性甘涼，不是大寒，你如果便祕，雖然用大寒的藥物可以瀉幾次，但是瀉過後腸道的動力也隨著瀉出去了！

## 瘰癧

瘰癧又稱老鼠瘡，是生於頸部的一種感染性外科疾病。在頸部皮肉間可捫及大小不等的核塊，互相串連，其中小者稱瘰，大者稱癧，統稱瘰癧，俗稱癧子頸。

單一味刺莧就專消瘰癧，新鮮刺莧100克左右，煮水。

如果覺得藥力不夠再加崗梅。崗梅，也就是秤星樹根，嶺南十大名藥之一，咽喉痛用它，刺莧、崗梅煮水兑點蜂蜜水一吃就好。

## 總複習

刺莧它身上帶刺能消腫，苦澀降火，一切火腫它都可以消。

身上長疔瘡，用刺莧葉子搗爛，跟蜂蜜調在一起，敷在瘡口上，能夠消腫解毒。腳拇趾長疔瘡，痛得不敢穿鞋，這時找仙人掌或刺莧，搗爛了敷上去，第二天就能好。

諸痛癢瘡生於肌表，刺莧主之。

一個小男孩患溼疹，渾身抓得都是癢痕。用三味藥：刺莧、犁頭草（楨板歸），有癢必用刺，有刺能止癢，帶刺能祛風；艾葉，殺百種濁氣。三個熬水後洗澡，可以加點鹽，可以降濁。

牙癰是最可怕的牙痛，牙裡長癰瘡、鼓包。

第一種方法，用酸梅含在牙裡，癰腫會變小。

第二種方法，用刺莧曬乾後研成粉末，哪裡長癰瘡，粉末塞到哪。粉打得愈細愈好。

脖子上長出一粒粒的腫物，嚴重的會發生惡變。陰虛火旺，叫肝氣鬱結會生瘰癧。刺莧疏通肝氣，善走，能開破。所以用刺莧開破能把咽喉周圍的腫結破開。一般清熱解毒的藥只能清表面熱毒，而刺莧開破後能夠清到內部。

帶下分為兩種，一種是帶下黃稠臭，一種是白色清稀。白帶清稀的人煮125克白果吃。如果帶下黃稠的人，這個時候白果加刺莧，新鮮的刺莧50至100克跟白果一起煮，專治黃臭、黃稠帶下、陰道淫癢。關鍵在於用新鮮草藥，因為它能殺毒止癢、利溼消腫。

鳳尾草配刺莧。沒有哪個急性腹瀉，它治不了。逢年過節暴飲暴食以後腹瀉，採刺莧跟鳳尾草各50至100克，用水煎服，吃下去好得很澈底。

刺莧加威靈仙。一般的膽結石，膽管裡能排得出來，如果太大、時間長，方法要多變。普通的小石塊，刺莧50至100克，加威靈仙10至20克。威靈仙，骨頭碰之軟如棉。如果喉嚨被骨頭卡住，用威靈仙煮水加點醋，喝下去骨頭就軟了。所以它也能軟化結石。

中老年人下肢瘡口潰爛，很容易發炎、疼痛。有一味藥它可以消腫、消炎而且能夠止痛，就是刺莧。搗爛以後塞在瘡口周圍，膿濁會被它拔出來，因為它汁黏膩，好像有漿一樣，莧類有漿能拔毒！慢性下肢潰瘍，用新鮮的刺莧根搗爛加點桐油，你敷在瘡口上它就會退掉。

胃潰瘍出血，刺莧一樣可以治，你外面搗爛敷，你裡面煮水喝，所以煮水喝30克左右，治療胃、十二指腸潰瘍出血。

## 草藥小補帖

刺莧別名簕莧菜、野莧菜、土莧菜、豬母菜、野勒莧、刺刺草、野刺莧菜、酸酸莧、刺莧菜。味甘性涼，入肺、肝二經，能清熱解毒、利尿、止痛、解毒消腫、清肝明目、散風止癢、殺蟲療傷。治痢疾、目赤、乳癰、痔瘡、胃出血、便血、痔血、膽囊炎、膽石症、溼熱泄瀉、帶下、小便澀痛、咽喉腫痛、溼疹、癰腫、牙齦糜爛、蛇咬傷等。

(1) 治痢疾：鮮刺莧根50至100克。水煎服。

(2) 治肝熱目赤：刺莧種子50克。水煎服。

(3)治乳癰：鮮刺莧根50至100克、鴨蛋1個。水煎服，另用鮮刺莧葉和冷飯搗爛外敷。

(4)治痔瘡腫痛：鮮刺莧根50至100克、豬大腸一段。水煎，飯前服。

(5)治蛇頭疔：鮮刺莧葉和食鹽搗爛敷患處。

(6)治毒蛇咬傷：鮮刺莧全草50至100克，搗爛絞汁服；或鮮刺莧全草50克、楊梅鮮樹皮15克，水煎調瀉鹽15克服。

## 第28日

# 艾葉

**8月25日　晴　湖心亭公園**

今天要講的這味藥，即使沒學醫的人也知道。

這味藥可以強身健體，對婦人來說作用不亞於人參、黃芪。我們當地人喜歡用這個藥煲湯給貧血嚴重、胃口不好的人喝。

這味藥是艾葉。用艾葉煲出來的湯有一股芳香味。

## 食積胃痛

艾葉有降濁陰、升清陽的效果。消食積退熱的機制同雞屎藤相同。自己家中製作艾葉一定要五月初五那一天採的艾葉，其他日子採的效果沒有那麼好。

有一句話，「當季是藥，過季是草！」意思就是在最適合採摘的季節摘得的是藥，過了季節它的藥效就降低。

一位老先生傳給我一個茶方。據他說這茶方在他家中傳用了幾代人。只要小孩腸胃不好、消化不好、容易感冒就給他喝這茶。

五月初五的艾葉，研磨得愈粗愈好，把它放到房頂曬乾，曬兩三次就乾了。曬乾後跟茶葉攪拌在一起，艾葉和茶葉的比例為一比一，混勻即可。

泡出來的茶水很好喝，尤其是腸胃內有積滯，伸出舌苔厚厚的這類人，泡茶喝幾次舌苔就乾淨了。

艾葉，透諸經，逐寒溼。

## 感冒

普通感冒初起，如果你是覺得咽喉痛，用艾葉配薄荷各一把煎水。如果咽喉不痛，風寒感冒初起用艾葉配幾片薑。

艾葉，服之能走三陰，而逐一切寒溼，轉肅殺之氣為融和。灸之能透諸經，而逐百種病邪，起沉疴之人為壽康。

## 頭痛

頭痛的人，吹到風就頭痛，用艾葉15克左右煮水，裡面加1個雞蛋，喝湯後吃蛋。

## 皮膚搔癢

艾葉是一味治療皮膚搔癢的良藥，尤其是婦科炎症，黴菌性陰道炎最難治，因為蟲菌會把皮膚蛀潰爛。這種情況下治炎症絕對不是消炎殺蟲那麼簡單，務必要除溼熱，蟲非溼不生。

利用艾葉升清陽的特點，配合苦參、刺莧、百部一起煮水。煮完的水即上乘的消蟲止癢洗液。如果能用新鮮的草藥效果更好，搗出綠色的汁液。通治一切溼熱皮膚疹毒。

一位小伙子，他大腿周圍起溼毒，吃藥不管用，我讓他家裡人用艾葉和刺莧熬濃水，愈濃愈好，熬好後清洗患處。

當口服藥物不能直達病灶時，換外用藥，這是治療皮膚搔癢的外治神法。這種情況不是洗過一次就能好。煮水後要反覆洗，洗三天就能退掉了。

**總複習**

艾葉這味草藥可以用一輩子來研究！

孩子感冒了就用艾葉和生薑煮水給孩子喝，再給他在後背做刮痧。風熱感冒，艾葉配薄荷或綠茶；風寒感冒，艾葉配生薑，配合背部捏脊、刮痧，大椎穴周圍揉得紅紅的，鼻孔馬上打開，寒氣就趕跑了！

百病先開毛孔開竅。

虛人感冒，身體虛得很厲害，反覆得病。用仙棗艾葉湯。仙鶴草20至30個加7枚大棗，治療脫力百病。

什麼叫脫力百病？即體力不夠，容易著涼、感冒；舟車勞頓又容易咳嗽。這種體虛百病先找此方，虛勞名方。江浙一帶都知道，如果最近感覺體力透支，很疲累，要找這個藥。

痢無止法，有人腹瀉不止，甚至吃了止瀉藥都止不住。

腹瀉因為胃腸吸收了髒東西，如果不排乾淨它是收不住的。這類病腸壁黏膩，我們需要一兩味藥把腸積清理出來。

艾葉、山楂、陳皮煮水後加紅糖。這個藥方寒溫配合，艾葉暖中，陳皮行氣，山楂酸斂，斂滌汙膿。

艾葉、刺莧配一包針，治療皮膚搔癢。皮膚搔癢的病人要戒腥，帶血的東西要少吃，也就是多攝入植物蛋白。

小兒多動急躁，用艾葉炒飯，吃下去身體又有能量而且又不會躁，而且還能長得壯長得高。

有些人老是笑不出來很鬱悶、很苦。用艾葉、玫瑰花、大棗，這三味藥，補氣升陽。艾葉讓人有陽光，玫瑰花讓人氣舒坦，大棗讓人有力量！有力量有陽光氣又很舒坦，自然笑口常開。

有些人的手上莫名其妙地起疙瘩，或者受傷後留下的瘢痕。這時可將艾葉揉爛，在瘢痕處、腫結處用力反覆擦拭。古籍有載：治療癰腫疙瘩初起，新鮮艾葉搗爛擦敷。

成年女性偶有月經量大、功能性子宮出血，出血量很大而且肚子痛。用五月分新鮮艾葉的根，切碎後炒至焦黃後加醋和水各一半，煮成湯水喝下去，可止血。醋能收斂，艾葉暖宮止血。

婦女月經量多，用生薑、艾葉切碎後炒雞蛋，吃下後月經量就會慢慢收住。另一個方法是將艾葉燒炭，放5至6克艾葉炭。血遇黑則止，大部分涼血、止血藥燒炭後效果翻倍。根據五行學說，血，紅色屬火；炭，黑色屬水，水能剋火，所以黑能止血（牙齦出血，將涼血藥，如白花臭草、墨旱蓮、小薊、大薊等燒炭，敷在出血點，炭灰滲下去後血止）。

艾葉是婦科要藥。

艾葉治療經痛的效果不可思議！特別是肚子涼冷的經痛是最頑固的。用生薑、大棗、艾葉煮水可治經痛，或濃煎艾葉加艾附暖宮丸一起用，吃下去兩個月以後，她就說她的經痛已經沒那麼厲害了！艾葉苦溫降濁，辛溫散寒。

用艾葉泡腳治療寒溼效果最佳。中老年人腿腳沉重，艾葉加花椒一把熬濃水。此法可暖腎驅寒、暖胃止痛、暖腰除溼。泡半個月可以上樓梯，不怕出門了。這個方法是我從京城四大名醫施今墨先生那裡受到啟發得來。

有些人吃寒涼的食物後肚子冷痛，平時又上火，口腔潰瘍、咽喉痛，這種是身體虛寒，又上火，典型的上熱下寒，所以上面清熱，下面扶陽。

清熱用黃連上清片，但不要吃過量；扶陽用艾葉泡腳。通過艾葉泡腳達到升陽之功，升陽後胃才有力量抵抗寒冷。

如果遇到寒熱夾雜，下面要暖腎暖腰腳；上要清火清熱，上下並治，這個方法與內外兼治略有不同之處。

艾葉餅是婦女坐月子的最理想點心。用艾葉打成漿加糯米粉做成艾葉餅，口感又香，且不會有苦澀的味道，吃完齒間還留有香氣。

艾葉餃，用艾葉做餃子也一樣。艾葉要選擇嫩一點的嫩心，做餃子餡時同其他菜剁在一起吃下去。普通餃子吃了容易撐，用艾葉餃子就不撐，艾葉餃子反而能治厭食挑食。

**草藥小補帖**

艾葉微苦辛，性溫，能理氣血，逐寒溼；溫經、止血、安胎。治心腹冷痛、泄瀉轉筋、久痢、吐口、下血、月經不調、崩漏、帶下、胎動不安、癰瘍、疥癬。

《別錄》：「主灸百病。可作煎，止下痢，吐血，下部匿瘡，婦人漏血。利陰氣，生肌肉，辟風寒，使人有子。」

陶弘景：「搗葉以灸百病，亦止傷血。汁又殺蛔蟲。苦酒煎葉療癬。」

網友分享：用艾葉治療產後尿瀦留效果很好。方法是將一大把艾葉煮水，水開十幾分鐘後將艾葉水倒入乾淨的尿盆中，產婦趁熱坐在盆上熏，有尿就直接排在盆裡。一般一次見效。

(1) 治妊娠卒胎動不安，或但腰痛，或胎轉搶心，或下血不止：艾葉一雞子大，以酒四升，煮取二升，分為二服。

(2) 治腸炎、急性尿道感染、膀胱炎：艾葉10克、辣蓼10克、車前80克。水煎服，每天一劑，早晚各服一次。

(3) 治氣痢腹痛、睡臥不安：艾葉（炒）、陳橘皮（湯浸去白，焙）等份。上二味搗羅為末，酒煮爛飯和丸，如梧桐子大。每服二十丸，空心。

(4) 治卒心痛：白艾成熟者3升。以水三升，煮取一升，去滓，頓服之。若為客氣所中者，當吐出蟲物。

(5) 治脾胃冷痛：白艾末煎湯服10克。

(6) 治溼冷下痢膿血、腹痛、婦人下血：乾艾葉（炒焦存性）200克、川白薑（炮）50克。上為末，醋煮麵糊丸，如梧子大。每服三十丸，溫米飲下。

(7) 治忽吐血一二口，或心衄，或內崩：熟艾三雞子許。水五升，煮二升服。

(8)治婦人崩中，連日不止：熟艾如雞子大，阿膠（炒為末）25克、乾薑5克、水五盞，先煮艾、薑至2.5盞。入膠烊化，分三服，空腹服，一日盡。

(9)治功能性子宮出血，產後出血：艾葉炭50克、蒲黃、蒲公英各25克。每日一劑，煎服二次。

(10)治鼻血不止：艾灰吹之，亦可以艾葉煎服。

(11)治糞後下血：艾葉、生薑。煎濃汁，服三合。（《千金方》）

(12)治婦人白帶淋漓：艾葉（杵如綿，揚去塵末並梗，酒煮一周時）300克、白朮、蒼朮各150克（俱米泔水浸，曬乾炒）、當歸身（酒炒）100克、砂仁50克。共為末，每早服15克，白湯調下。

(13)治產後腹痛欲死，因感寒起者：陳蘄艾500克，焙乾，搗鋪臍上，以絹覆住，熨斗熨之，待口中艾氣出，則痛自止。

(14)治頭風面瘡，癢出黃水：艾葉100克、醋1升。砂鍋煎取汁，每薄紙上貼之，一日二至三次。

(15)治溼疹：艾葉炭、枯礬、黃柏等份。共研細末，用香油調膏，外敷。

(16)治盜汗不止：熟艾10克、白茯神15克、烏梅3個。水一盅，煎八分，臨臥溫服。

(17)治癰疽不合，瘡口冷滯：以北艾煎湯洗後，白膠熏之。

## 第29日

# 赤小豆

**8月26日　晴　湖心亭公園**

今天講一味超級藥食之品，我用這味藥治好了很多例老年人腳腫。這時一個食療方且與其他藥不相衝突。

這個藥是赤小豆。

### 心力衰竭

你們絕對不要因為赤小豆小就忽略掉它。它利水，能夠排心、腎、肝中多餘的水溼。

黃芪100克、赤小豆100克，煮水。

一位病人在醫院檢查出心力衰竭，黃芪補心肺力量，赤小豆入血入心，通過利尿，把水排出體外。病人把這兩味藥搭在一起吃半個月後，腿腫消掉，能夠走路了。

老年人慢性腳腫，不需要用很多很複雜的東西，用黃芪、赤小豆或者加陳皮行氣即可。

赤小豆主水腫、腳氣。

南方溼氣重，除溼最好且沒有傷害，就用赤小豆。一股利溼的藥都傷身體，但赤小豆能補益利溼，不傷身體且最為平和，所以是食療妙方。

## 慢性病體虛

所有慢性病到後期都會脾腎兩虛、氣血不足，因此我們要補脾腎、益氣血，而且不上火、好消化。

五紅湯可以用在癌症放化療後及體虛百病。

第一紅，紅棗。紅棗號稱「棗中王」。紅棗滋陰，棗放半年掰開後裡面還是軟軟的、膩膩的。普通的果放那兒，早就曬乾了。所以它養陰的效果非常好，可以用在血細胞減少等病症。

第二紅，紅衣花生。雖然普通花生也管用，但紅衣花生它偏入血，效果更佳。慢性病後期一定要補血，所以紅衣花生、紅棗心脾並補。

第三紅，赤小豆，也叫紅豆。紅棗紅衣花生吃多了會腹脹，加赤小豆後藥就會帶有流動之性。赤小豆能幫助消化你吃進去的補力。

第四紅，枸杞子，又叫紅果。你看它掛在枝頭都是鮮紅的，很燦爛，所以紅色的枸杞子再加進來是四紅。疾病後期若只是脾虛只用大棗花生即可；若腎虛加枸杞子、赤小豆。

第五紅，紅糖。紅糖的作用是調一下口感。

## 全身乏力

家裡有虛勞老人，讀者們偶爾煮赤小豆給他吃；你最近疲勞了也吃這個。

## 腳氣腳腫

有一位阿叔經常捕魚跟水打交道而且喜歡吃魚，後來腳氣腳腫。他戒掉魚肉後，我給他用赤小豆、紫蘇葉。赤小豆煮濃汁愈濃愈好，到煮好後再加幾片紫蘇葉。紫蘇葉能解一切魚蟹毒，所以經常跟水打交道的人要常吃紫蘇葉，或者經常住在水邊的、電站旁邊的要吃紫蘇葉赤小豆湯；經常跟火打交道的人要吃沙參、麥冬，像打鐵的工人。所以我們經常電焊、做傷眼睛的工作或長期用電腦的人要常吃桑菊飲。

赤豆紫蘇葉湯在古籍上有記載，吃完後漁農腿腳輕快，腳腫消掉，這個對糖尿病都有好處。

## 總複習

赤小豆它是腳腫者的福音、疲倦者的希望。赤小豆可以利水消腫，讓人覺得輕鬆，黃芪配赤小豆讓腳行走輕快；消腫解毒，吃了含有農藥化肥激素殘留的食物後，赤小豆綠豆煮水可以解毒。綠豆偏解肝毒，赤小豆偏解心毒。赤紅入心色青入肝也！

分享給大家一個保健湯方：三豆飲。赤小豆、綠豆、黑豆煮水。黑豆利腰腎水溼，綠豆利關脈肝膽，赤小豆利寸脈心臟。所以紅、綠、黑對應心、肝、腎即利上中下三焦水溼。

孩子感冒發燒初起，三豆飲喝下去利尿，尿通，水道通，熱消，好比一塊燒紅的鐵，想讓它迅速冷卻，放到水裡後熱就被帶走了。以水退熱，讓有形的陰分可以把無形的陽氣帶走。退高熱就少不了利水利尿的藥，這就是赤小豆。

因赤小豆能行血排膿濁，所以瘡腫腫毒用它。像腸道裡的腸癰、慢性闌尾炎，食療用赤小豆、薏苡仁。兩味都能夠排膿濁，既可以當糧食吃，也可以當藥用。

赤小豆對身上的蕁麻疹、溼熱、黃疸效果也很好。《傷寒論》中有一個方名：麻黃連翹赤小豆湯。張仲景都很讚嘆這個方。

湯名裡用三味藥代表三個法。麻黃開表，表不閉身不癢，表一開癢痛就減。連翹，諸痛癢瘡皆屬於心，連翹入心，清心除煩，心不煩，癢就減。赤小豆，利水，除去的濁水肯定要排出體外，不能留在體內。它讓你的血脈變得乾淨、清潔。所以麻黃、連翹、赤小豆湯三味藥結合在一起有治療皮表溼熱、搔癢的效果。再配合桑白皮、杏仁、生薑、大棗這幾味藥，就是麻黃連翹赤小豆湯的用法。

民間有一個藥方，他們用這個食療辦法救過很多人。用大量的赤小豆，250至500克和鯽魚一起煮，治療各種腹水後期肚子鼓脹：排水不利。

昨天講到慢性腎炎的保健方，現在慢性腎炎病人愈來愈多。原因是尿毒，小便裡的毒來自血脈，所以要清潔血脈。小便清澈後腎部的壓力才會減輕，炎症才會消退。

一位蛋白尿的患者，藥吃完了來找我，我給他開了一個食療湯方。

用黃芪、赤小豆煮水，黃芪主固尿中精華，而赤小豆把濁水排出去。這是個非常安全、平和的組合。

## 草藥小補帖

赤小豆，味甘，性平。健脾利溼，散血，解毒。用於水腫、腳氣；產後缺乳，腹瀉、黃疸或小便不利；痔瘡、腸癰。

(1) 赤小豆治水腫坐臥不得，頭面身體悉腫：桑枝燒灰、淋汁，煮赤小豆空心食令飽，飢即食盡，不得吃飯。

(2) 赤小豆治食六畜肉中毒：燒小豆1升，末，服三方寸匕。

(3) 赤小豆治卒大腹水病：白茅根一大把、赤小豆3升。煮取乾，去茅根食豆，水隨小便下。

(4) 赤小豆治風瘙癮疹：赤小豆、荊芥穗等份，為末，雞子清調塗之。

(5) 赤小豆治水腫從腳起，入腹則殺人：赤小豆1升。煮令極爛，取汁四到五升，溫漬膝以下；若已入腹，但服小豆，勿雜食。

(6) 赤小豆治婦人催奶：赤小豆酒研，溫服，以滓敷之。

(7)赤小豆治腳氣：赤小豆5合、葫1頭、生薑（破碎）1分、商陸根（切）1條。同水煮，豆爛湯成，適寒溫，去葫等，細嚼豆，空腹食之，旋旋啜汁令盡。

(8)赤小豆下乳汁：煮赤小豆取汁飲。

(9)赤小豆治腳氣氣急、大小便澀、通身腫、兩腳氣脹，變成水者：赤小豆0.5升、桑根白皮（炙銼）100克、紫蘇葉莖葉（銼，焙）一握。上三味除小豆外，搗羅為末。每服先以豆一合，用水五盞煮熟，去豆，取汁二．五盞，入藥末4錢匕、生薑1分，拍碎，煎至一盞半，空腹溫服，然後擇取豆任意食，日再。

(10)赤小豆治舌上忽出血，如簪孔：小豆1升。杵碎，水三升，和攪取汁飲。

(11)赤小豆治傷寒瘀熱在裡，身必黃：麻黃（去節）100克、連軺100克、赤小豆1升、杏仁（去皮、尖）40個、大棗（擘）12枚、生梓白皮（切）1升、生薑（切）100克、甘草（炙）100克。上八味，以水一斗，先煮麻黃再沸，去上沫，納諸藥，煮取三升，去滓，分溫三服，半日服盡。

(12)赤小豆治小兒重舌：赤小豆末，醋和塗舌上。

(13)赤小豆治急黃身如金色：赤小豆50克、丁香1分、黍米1分、瓜蒂0.5分、熏陸香5克、青布（燒灰）15釐米、麝香（細研）5克。上藥搗細羅為散，都研令勻。每服不計時候，以清粥飲調下5克；若用少許吹鼻中，當下黃水。

(14)赤小豆治腮頰熱腫：赤小豆末和蜜塗之，或加芙蓉葉末。

(15)赤小豆治腸痔大便出血：小豆1升、苦酒5升。煮豆熟，出乾，復納清酒中，候酒盡止，末。酒服方寸匕，日三次。

(16)赤小豆治小兒天火丹，肉中有赤如丹色，大者如手，甚者遍身，或痛或癢或腫：赤小豆2升。末之，雞子白和如薄泥敷之，乾則易。一切丹並用此方。

(17)赤小豆治熱毒下血，或因食熱物發動：赤小豆杵末，水調下方寸匕。

(18)赤小豆治大小腸癰，溼熱氣滯瘀凝所致：赤小豆、薏苡仁、防己、甘草。煎湯服。

(19)赤小豆治疽初作：小豆末醋敷之，亦消。

(20)茅根赤豆粥：鮮茅根200克（乾品用50克）洗淨，水煎半小時後去渣，：放入粳米200克，同煮粥服食，可治水腫，小便不利等症。

(21)赤豆粥：赤豆30至50克。水煮至半熟，放入粳米100克同煮粥，以淡食為宜，加白糖調味食用亦可。有健脾益胃、清熱解毒、利水、消腫、通乳作用。適用於水腫病、下肢溼氣、小便不利、大便稀薄、身體肥胖、產後乳汁不足等症。

## 配伍

赤小豆配赤茯苓，清利下焦溼毒力大，可用於溼熱蘊結小便不利、尿血、下肢浮腫，或瀉痢；赤小豆配商陸，逐水除脹，常用於水腫脹滿等症；赤小豆配當歸，滲溼清熱，活血行瘀，使熱去溼除則出血自止，可用於溼熱便血、腹痛、尿血；赤小豆配麻黃，二藥均可利水，但赤小豆清熱利溼而消腫，並能解毒，麻黃宣暢肺氣下達膀胱而利水，相配有宣肺利溼、清熱功效；赤小豆配連翹，既能解心經之火，又利溼熱而解毒，可用治溼熱內蘊之黃疸、溼熱下注之淋症、婦科盆腔炎急性發作和產後高熱；赤小豆配雞子白，調塗治熱毒癰腫；赤小豆配白茅根，在增強利水消腫的同時，還有一定的涼血通淋之功，可用於水腫、腳氣浮腫、小便不利、淋閉尿血等症；赤小豆配鯉魚，治腳氣及大腹水腫；赤小豆配瓜蒂，酸苦湧泄，催吐作用甚捷，又得赤小豆護中保胃氣，使快吐不傷正，可用於痰涎壅塞胸中，宿食停滯上脘而瀉痢不能及者。

第30日

# 半枝蓮

**8月27日　晴轉大雨　湖心亭公園**

今天我們講的這味草藥是半枝蓮，它有一個別名叫「韓信草」。傳說當年韓信受胯下之辱被打得吐血，然後有個老阿婆看了不忍心，拔這種草熬水給韓信喝了，命救回來了，血止住了也沒留下後遺症。

這味藥有三大功效。

第一，清熱解毒，局部跌打傷或熱火上炎，它可以解。

第二，活血化瘀。局部脈堵塞，它可以活利開。

第三，利尿消腫。身體有些腫塊瘡腫，它可以利解。

半枝蓮的外觀只長了一半，一半長葉子，另一半是空的，有點類似單片牙的性質，所以叫半枝蓮，它的花開得很漂亮。

## 咽喉腫痛

咽喉腫痛嚴重得痛到講不出話。半枝蓮30克、射干10克煮水。只用半枝蓮去解毒，它是漫無目的的，加射干就等於用藥時瞄準到咽喉。即使咽喉腫痛、沙啞，水都吞不下，還是要用水煎服再兑點蜂蜜，可以解毒、潤腸。這就是用藥物靈活之處。

## 扁桃體發炎

威靈仙、半枝蓮跟金銀花三味藥，是治療頑固扁桃體炎的特效藥。新鮮的半枝蓮50至100克、新鮮的金銀花20克再加威靈仙。威靈仙治療骨鯁在喉，可以化開咽喉積塊。

## 乳腺炎

乳腺炎早期，新鮮半枝蓮搗爛，敷在患處，炎症就會退下來，如果沒有半枝蓮可以用墨旱蓮。墨旱蓮也能夠涼血解毒啊，對於早期急性乳腺炎效果非常好！

## 肝炎

提到小三陽、大三陽、急性慢性肝炎時，少不了三味藥：半枝蓮、田基黃各30克、車前草10克。車前草可以把肝毒向膀胱驅趕最終隨尿液排出。

半枝蓮、田基黃、車前草這三味藥對降轉胺酶效果非常好，並且治療口苦、咽乾。

一位喜歡喝酒的病人患有肝硬化，轉胺酶高伴有口苦、口臭。我給他開葛根、田基黃、半枝蓮、車前草和溪黃草，這五味藥專門退肝內的毒濁。

## 腹瀉

夏日或逢年過節，很多人都因暴飲暴食引起腹瀉。治腹瀉用鳳尾草配半枝蓮或艾葉或地膽頭。溼熱、毒熱拉肚子必用鳳尾草，如果加半枝蓮解毒熱的效果會更強！

## 燒傷、燙傷

用紫草、半枝蓮煮水後洗創面，如果燒傷厲害，血脈毒熱熾盛就喝幾口湯水。紫草是治燒傷最厲害的一味藥。

紫草燒傷膏，紫色的草是降血毒良藥。

## 毒蛇咬傷

一旦被毒蟲、毒蛇咬傷，立即用身邊的材料將患肢綁扎，用那個刀把傷口劃大後用火灼燒咬傷處。毒液中蛋白質一經加熱後會變性，使其失去毒性。這樣一來我們化毒蛇咬傷為燙傷再來治。下一步，找半枝蓮或半夏。半枝蓮可能不是很好找但是半夏在南方田裡很多，拔出來搗爛後和酒拌在一起，敷在患處。

## 無名腫毒

有人腳、膝蓋、後背、下巴、頭上都會長很多小膿包。用半枝蓮配半夏，搗爛後調酒，敷在患處。

## 總複習

「識得半枝蓮，可以伴蛇眠」，它是蛇藥，蛇藥一般可以通治皮膚惡疾，治療惡症。

除了蛇毒，人體的溼毒、熱毒、火毒、燥毒，它都可以解，所以這味藥它非常不簡單。

它清熱解毒、利尿消腫，聯合射干一起可以治咽喉痛，直接搗爛外敷治療瘡腫，像乳腺炎造成的局部紅腫熱痛。

還有普通人不知道它在傷科中的作用。

我們當地有一個傷科醫生，他以前專用半枝蓮，現在少用了。因為，這味藥愈來愈難採到，除草劑所過之處，很難再長出這些奇花異草。

以前，他告訴我，有一例胸部被打傷的病人，氣都喘不過來。他就採半枝蓮，搗爛後兌酒就給他喝，就好了。

## 草藥小補帖

半枝蓮味辛微苦，性平，無毒。有清熱解毒、活血化瘀、消腫止痛、抗癌之功效；治闌尾炎、肝炎、胃痛、早期肝癌、肺癌、子宮頸癌、乳腺炎等；外用治療疔瘡、跌打腫痛等症。此藥民間用量較大。

(1) 治吐血咯血：鮮半枝蓮50至100克。搗爛絞汁，調蜜少許，燉熱溫服，一日二次。

(2)治尿道炎及小便血尿疼痛：鮮半枝蓮50克。洗淨煎湯，調冰糖服，一日二次。

(3)治熱性血痢：半枝蓮100克。煎服。

(4)治痢疾：鮮半枝蓮150至200克，搗爛絞汁服；或乾全草50克，水煎服。

(5)治肝炎：鮮半枝蓮25克、紅棗5個。水煎服。

(6)治胃氣痛：乾半枝蓮50克、豬肚或雞1隻。水酒各半燉熟，分三次服。

(7)治咽喉腫痛：鮮半枝、鮮馬鞭草各40克、食鹽少許。水煎服。

(8)治咽喉炎、扁桃體炎：半枝蓮、鹿茸草、一枝黃花各15克。水煎服。

(9)治肺囊腫：半枝蓮、魚腥草各50克。水煎服。

(10)治蛇頭疔、淋巴腺炎：鮮半枝蓮50至100克。調食鹽少許，搗爛外敷。

(11)治背痛：鮮半枝蓮根搗爛外敷，留出白頭，一日二次。另取全草50克水煎服四次，排膿後，用根搗汁滴入孔內，用紗布包扎，一日二次。

(12)治跌打損傷：半枝蓮搗爛，同酒糟煮熱敷。

(13)治毒蛇咬傷：鮮半枝蓮，洗淨搗爛絞汁，調黃酒少許溫服，渣敷患處。鮮半枝蓮、觀音草各70克，鮮半邊蓮、鮮一包葉各300克，水煎服。另取上述鮮草洗淨後加食鹽少許，搗爛取汁外用。

## 第31日

# 白花臭草

**8月28日　晴　湖心亭公園**

今天要跟大家分享的這味草藥號稱「百草油」，我們五經富遍地都是，一天就可以採幾百斤。

這味草藥叫白花臭草。開白色的花，味道很芳香，它有野藿香之稱，有類藿香的作用，所以它又叫白花香草。

### 出血

它還叫止血草，我們當地又叫它勝紅藥。

我小時候最早接觸這味藥，就是手被刀割傷的時候，當時OK繃很難買得到，家裡的老人馬上到牆角邊拔了一棵，把葉子揉爛敷在傷口處。然後等三分鐘，不流血了。

白花臭草能夠製成超級止血藥。把它曬乾後磨成粉，外傷出血就外敷。假如胃出血，就內服，一個小時以內不能喝水，血就能止住。

白花臭草止血有四個特點：不痛、不留瘀、不留疤、不發炎。

## 腫痛

暑期班的時候，有個小娃子膝蓋傷了，他說以前膝蓋就受過傷，現在還沒有好。

我說，拔幾根白花臭草，揉爛了，不斷地擦膝蓋。因為它芳香能活血，芳香能解毒，又清涼可以消腫。

他的膝蓋一天比一天好，連續三個晚，他告訴我不痛了。

所以，我們將來會開發一款百草油，就是白花臭草搗爛之後跟凡士林一調，保質期就七天或者十五天。

## 膿瘡癰疽

小孩子一長膿瘡就會呱呱哭叫，不用擔憂，白花臭草搗爛，加一點蜂蜜，敷在患處，包好，到晚上膿瘡就蔫了。

糖尿病病人下肢潰爛，初期時找白花臭草搗爛加蜂蜜，局部外敷，創口會慢慢長好。

## 感冒初起

感冒發熱咽喉痛，白花臭草30至50克、薄荷10克，一起煮水。這些新鮮的草藥，只要煮熟了就好，別煮太久，就像紅薯葉焯水一樣。小孩子感冒發熱咽炎初起，用白花臭草、半枝蓮或是墨旱蓮加蜂蜜治療。

另一種風寒感冒，項背僵、鼻子流清涕。高村有一個小孩子感冒了就是這個症狀。去田裡拔出整棵白花臭草拿來煮水，加點薑絲進去，早上吃了中午就好了。

## 落枕

它對落枕也有作用，白花臭草加葛根，各30至50克煮水喝治落枕。

## 鼻炎

它對於鼻炎功效奇特，類似於蒼耳子芳香開竅和藿香芳香除溼的作用。所以鼻塞日久，蒼耳子加白花臭草就能治療。

## 中耳炎

白花臭草對耳朵痛、耳朵流膿水有效。可以把白花臭草榨汁，滴耳朵。

## 急性扁桃體發炎

還有急性扁桃體發炎，話都講不出來。白花臭草搗汁後，加半枝蓮，一起搗成汁，兑一點蜂蜜喝下去，炎症消了，熱也退了。

## 腎結石

白花臭草堪稱是百搭，它跟各種草藥都能搭配。有一個結石的病人，他煮海金沙，連喝了十幾天，都沒有效果。

我說，只有利尿沒有開竅，石頭排不掉，不如加上白花臭草一起煮水。白花臭草把閘門打開，海金沙才能通過利尿把石頭沖走。

吃了以後，排出米粒大小的七八個結石，所以只要尿道口能排出來的石頭，我們都有辦法。

## 腹脹

去年爬山的時候，大量的孩子喝了山泉水後腹脹。

我說，正好教你們消脹藥。白花臭草搗爛後，敷在肚臍上，邊走邊好。如果效果不理想，搗爛後揉成一個雞蛋黃大小的球，叫孩子們嚼吞了。

白花臭草渾身長毛，有毛能祛風，不管是風寒頭痛，還是受風後的腹脹，都能治療。

## 搔癢

它既然能祛風，就能治癢。

我們在珍仔圍義診的時候，有一個老阿婆腳部癢得很厲害。我說，用幾味藥煮水洗腳。我說，犁頭草，她不知。我又說，兩面針，她也不知道。

我們當地，治療蛇蟲咬傷或者搔癢，常用兩面針泡的酒，擦洗局部。她居然都不知道，只能叫她去採她認識的白花臭草，熬成濃湯洗腳。三天後基本就好了。

我說，妳以後不要再吃魚、豆腐乳了。許多搔癢的病人吃了這些會加重。

## 泄瀉

白花臭草芳香化溼，所以普通的吐瀉、腹脹、食物中毒，白花臭草加生薑，煮水喝下去，病痛就消失了。

## 急性胃痛

急性的胃痛時，嚼7片白花臭草的葉子，吃下去痛就好了。所以治療急性胃痛的小方法，就在田邊山腳。

## 總複習

常用的草藥不過三四百味，如果學習一年半載，已經可以成為草藥界的高手了。有的時候不在於你學了多少，而在於有沒有吸到精髓。

就拿我們昨天講的白花臭草來說，這味藥據說是非洲、美洲的土著人用來止血、消炎、止癢的草藥。

白花臭草，還有一個厲害的別名叫毛麝香，是草界的麝香，無處不達，帶毛又說明它有開竅的作用，可以開喉竅。

扁桃體炎，單用下火藥效果未必好，但加開竅藥，能消紅腫，白花臭草加紅背各30克煮水，當天喝當天減輕。

還有口腔潰瘍，白花臭草加艾葉一起煮水，或者榨汁，含在口中，液體熱了就吐掉，如此反覆，治療口瘡的效果非常好，這叫含漱療法。

還有皮膚搔癢，夏、秋兩季之間，皮膚搔癢的病人非常多。白花臭草有毛能祛風，再去找帶刺的刺莧、白勒和犁頭草，一起煮水用來洗澡。

還有白花臭草既然能消腫止痛，局部腫起來的瘡包，用搗爛的白花臭草和冷飯糊在一起，然後敷在患處，包扎好。然後第二天睡醒，那些瘡包就平下去了。

所以瘡癰腫毒就找白花臭草，這一味藥你學透了，就可以做中醫外科的醫生了。

如果生氣後耳朵痛，或者吃煎炸燒烤後耳朵痛。把新鮮的白花臭草搗爛後，擠出汁來，滴到耳朵裡頭，能減輕疼痛。

## 草藥小補帖

別名：勝紅薊（通稱）、白花臭草、白花臭風草、白花臭地文（潮汕）、臭風仔（汕頭、南澳、揭陽）、貓屎草、臭盧草、藿香薊（南澳）、鹹蝦花（廣州）、白花草、白鹹蝦花（新會）、臭壚草（福建）。

味辛、微苦，性溫，氣芳香。根味淡性平。有祛風清熱、止痛、止血、排石的功用。主治上呼吸道感染、扁桃體炎、咽喉炎、急性胃腸炎、胃痛、腹痛、崩痛、腎結石、溼疹、鵝口瘡、癰瘡腫毒、蜂窩織炎、下肢潰瘍、中耳炎、外傷出血等症。

(1)治感冒發熱：勝紅薊根水煎，沖紅糖服。

(2)治口腔黏膜感染白色念珠菌（鵝口瘡）：勝紅薊、生地各15克、板藍根10克、金銀花12克、甘草3克。水煎服。

(3)治痢疾：勝紅薊30克、土黃連、細號乳仔草、豬母菜各15克。水煎服。

(4)治急性扁桃體炎：勝紅薊、六角英、葉下紅各30克。水煎服。

(5)治胃潰瘍、急慢性腹痛：勝紅薊煅存性，研末裝瓶備用，每服1.5克，每日一次，嚼服，在半小時內不喝水。鎮痛作用良好。

(6)治口腔潰瘍：勝紅薊15克、艾葉10克。水煎，含漱，每日八至十次。

(7)治皮膚溼疹：勝紅薊全草水煎外洗。

(8)治皮膚潰瘍：勝紅薊500克、仙人掌花250克。加水四千毫升，煎至一千毫升，冷卻後外洗或用棉籤沾洗患處。

(9)治癰、疔、瘡紅腫未化膿期：勝紅薊全草適量，洗淨和酸飯、食鹽少量共搗爛，敷患處。

(10)治中耳炎：鮮勝紅薊適量搗爛，取汁滴耳內，每日三次。

(11)治臁瘡：鮮勝紅薊適量、蜜少量共搗爛外敷患處。

(12)治外傷出血：鮮勝紅薊適量搗爛，外敷患處。

(13)宮頸癌：白花蛇舌草30克、白花臭草30克、半邊蓮30克、七葉一枝花60克、蓖麻子60克、黃柏30克。搗爛用於敷貼或取其鮮汁配藥散外用，或製成浸膏，連續患處外用敷貼，能使症狀消失，宮頸光滑。

(14)淋巴肉瘤：白花蛇舌草30克、白花臭草30克、半邊蓮30克、七葉一枝花60克、蓖麻子60克、黃柏30克。搗爛用於敷貼或取其鮮汁配藥散外用，或製成浸膏，連續患處外用敷貼，能使症狀完全緩解或症狀消失。

第32日

# 鹹酸草

**8月29日　晴　湖心亭公園**

今天要跟大家分享的這味草藥平凡又神奇，說它平凡是因為到處有，神奇是它的功效少有其他草藥能及。

它一個莖上長三片葉子，所以叫三葉草。而且觸碰到它的籽會彈射出來，我們當地就把它稱為布穀酸。

它嚐起來是酸的，再仔細一嚐又像鹽巴一樣鹹鹹的，又鹹又酸，所以它的名字叫鹹酸草。

## 上火腫痛

鹹能怎麼？鹹能下。胃口不好的時候，配上鹹菜，可以開胃。所以上火的時候要用鹹藥，尤其是嚴重的喉炎和牙齦腫，我們要找鹹味的草藥降火，酸味的草藥往裡收。兼鹹酸於一體的莫過於鹹酸草，鹹可下火，酸能夠收腫脹。

鹹酸草藥搗爛了，兑一點蜂蜜含在嘴裡，含熱了再吞下去。這些涼性的草藥，含熱了再吞下去，它既能降火還能避免傷胃，咽喉痛跟牙齦腫就好了。

五經富有一個草醫，他說，他治過當地很多咽喉痛、牙腫的小孩子，就是用鹹酸草加蜂蜜給他們吃。一味鹹酸草默默無人知道，但療效真叫好啊！

## 口角痛

小孩子嘴角皴裂，俗稱「爛嘴角」，鹹酸草榨汁，用毛筆沾汁點患處，疼痛感就能減輕。因為它味酸鹹，酸能靜，可以止痛。

酸為什麼能靜？假如晚上失眠，又沒有藥，就倒點醋再加白糖，喝下去有助睡眠。因為甘能緩，酸能靜。一個人很煩躁、著急上火的時候，醋加白糖，酸甜的湯喝下，情緒會平靜許多。

這就是中醫思維，懂了中醫思維，看白糖、鹽巴、醋、酒、茶、薑通通是藥。沒有東西能逃得過你的眼睛，可以用酒來行血，用薑來發表，用醋來收斂，用鹽巴來軟堅散結……

## 腹痛

我們再看鹹酸草治療腹痛。

這個還不是我的經驗，是暑期班的時候，有個孩子吃多了零食，走著路肚子就痛了起來。

然後，過來一位草醫郎中拔了鹹酸草，讓他趕緊嚼，邊嚼著就好了，它能降濁。他說，這時如果搗爛了再兌一點酒喝下去效果更好，或者配上一點薑，辛香定痛、祛寒溼。而且酒和薑可以中和鹹酸草的涼性，鹹酸草會變得更好用。

## 肩背痠痛

山裡有個老人背部痠痛，如果是天氣變化，他肩膀難受得都沒法到茶園工作。有一次我們去採藥，同行的草醫郎中跟他講，用家裡門口的鹹酸草，搗爛加酒做鹹酸草藥酒，把它炒熱也行，燉熱也行，拿來擦背。

酒能行推血，酸澀收斂滌汙膿，能夠把局部的汙濁洗開，比拔罐還有效。用過這個辦法後，刮風下雨都照樣可以去採茶葉。

## 跌打損傷

什麼叫跌打損傷？跟人打架、交通意外或者摔倒後，身體裡頭的氣脈被震傷了，局部產生瘀血。

我們要找一味藥可以行氣、活血又能祛瘀血。鹹酸草它能夠把血管周圍的雜質給洗掉，加點酒效果更快。所以，跌打損傷初期，鹹酸草搗爛了配上酒，一起燉了吃。內服可以消腫、祛瘀，再把剩下的藥渣炒熱外敷局部。敷過後，本來看不到的瘀血都會浮現出來。再多敷幾次，它就慢慢變淡。所以我們當地的骨傷醫生對病人說，你背部有暗傷。用他的藥敷下去，暗傷就會被吊出來。

手腳關節的扭傷、崴傷也可以用上面的方法。這就是鹹酸草治跌打損傷的奇效。

## 鼻炎

告訴大家我們當地有個鼻炎方，小孩子鼻塞，就用鵝不食草加鹹酸草煮水，一喝鼻炎就好。鵝不食草，味辛能夠開竅；鹹酸草，鹹酸能夠降濁。鼻竅一開，再把濃濁排出體外。

為什麼要鵝不食草？這種草的味道太衝鼻了，鵝都不吃。吃下去鼻子立刻就有流汗的感覺。

## 血證

鹹酸草也是止血的良藥。尿血、便血、咳血、鼻血……這些血證，用鹹酸草30克搗爛兑蜂蜜，直接喝了。鹹酸能下、能收，火熱導致的出血就能收住。

所以就鹹酸這兩個字可以大做文章。

## 帶狀疱疹

再看帶狀疱疹，又叫纏腰火丹，喜歡在身上四處走竄，我們要立刻讓它安靜下來，給它用雄黃，雄黃是蛇毒、蛇瘡的剋星。

鹹酸草搗爛了，再配一點點雄黃，外敷帶狀疱疹就蔓延不了了。「蛇」碰到雄黃就躲，碰到鹹酸草就安安靜靜，不敢跑。所以鹹酸草配合雄黃治療帶狀疱疹。

## 急性熱痢

如果是急性熱痢怎麼辦？鹹酸草可以做成「瀉立停」。鹹酸草曬乾研末，腹瀉的時候，取15至20克粉末，開水沖服，腹瀉就能收住。

如果情況比較嚴重，可以加點石榴葉或者石榴皮。酸味藥聯手，脱肛都可以收回來。如果中氣不足，還要配合補氣，普通的腹瀉，吃下去就好。

## 肝炎

跟大家分享金昌叔的經驗。金昌叔治了一些B肝的病人，有一對必用的藥，就是虎舌紅和金銀花。但是，如果虎舌紅斷貨，就用白茅根、白花臭草、白花墨草加上鹹酸草，三白一鹹酸。

白花墨草就是墨旱蓮，它開白色的花，汁液像墨一樣黑，所以又叫白花墨草。「三白」配上鹹酸草可以降轉胺酶，基本上吃一劑就可以降一點。

白花墨草可以涼血，讓賁張的血脈安靜下來；而白茅根能夠讓肝臟的毒從小便裡排出來；白花臭草能開竅，有利於排出肝臟周圍的汙濁。

所以，不是單一的清熱解毒，還要芳香化溼。拐彎抹角才能夠把肝臟的汙垢都掃出來。

## 乳腺炎

再講乳腺炎，乳腺炎有太多藥可以治了。鹹酸草搗爛了加酒，燉熱外敷，能消炎。

## 總複習

天下的病，在我眼中，其實只有五種病。

第一種，寒溼病。吹風、感寒、受溼，我們就找辛香辣定痛祛寒溼的藥，像生薑、高良薑、蔞葉等。

第二種，熱火病。這類病人一般講話很快、眼紅赤、口臭、口乾、口苦、焦慮、煩躁、失眠，一派熱象。熱火病我們用苦寒清火的藥，像穿心蓮、梔子、龍膽草等。

第三種，虛弱病。虛弱病用甘甜益力生肌肉的藥，像龍眼肉、枸杞子、人參、山藥等。

第四種，汙濁病。什麼叫汙濁？就是濁陰不降，病人滿面汙濁，口乾口苦。汙濁病與熱火病有所不同，氣往上攻，它易形成有形的食積。要用酸澀的藥降汙濁，像山楂、烏梅、鹹酸草等。

如果局部有汙濁排不乾淨怎麼辦？金昌叔說，他碰到一個病人局部腫得像雞蛋那麼大，他就用鹹酸草加白葉子樹泡的酒和冷飯一起搗爛，敷在患處。當天晚上就平了。

第五種，結塊病。像甲狀腺結節腫大這一類形成包塊的疾病，用瓦楞子、海藻、昆布這些鹹味的藥軟堅散結。

而昨天講過的鹹酸草既能治療汙濁病，又能治療結塊病。

病人來了，吵架後肋脹，他內臟裡肯定有髒東西，用鹹酸草兑酒，可以當作跌打傷來治。酒辛辣能行，鹹酸草降汙濁。所以這一個方子，專治吵架後的肋脹。

還有一對夫妻吵架後，妻子乳腺長了腫塊了，嚇得以為得了癌症。癌症病人，通常鼻聞不到氣味，舌頭嚐不出味道，尤其是中晚期的病人更嚴重。

金昌叔給她一根香，這個病人還能聞出香味。金昌叔才說，這個病他能接。鹹酸草和辣蓼搗爛了兑酒，炒熱後敷在乳房上，雞蛋那麼大的腫包，第二天腫消了一半，三天以後消失了。

又有人炒股票虧錢了，胸部憋悶，痛得不得了。金昌叔說，胸痛要用鹹酸草跟鵝不食草。鹹酸草祛瘀血，鵝不食草能開鼻竅，肺開竅於鼻，所以鵝不食草通肺部一切管道。

## 草藥小補帖

鹹酸草別名鹹酸藤、鹹酸草（潮汕）、鹹酸甜（潮安、潮州）、鹹酸雞（潮陽）、小號鹽酸雞（惠來）、水鹽酸（澄海）、味酸草、味酸仔（海豐）、鵓鴣酸（陸豐）、鹽酸雞仔（普寧）。

味甘酸微鹹，性平，無毒。效能：內服通絡去積散氣止痛；外用消腫止痛。入肝、脾經。主治跌打損傷、中暑腹痛、風溼痠痛、尿血、便血、咯血；外治手足扭傷、喉痛、牙痛、小兒口瘡。

孕婦忌服。

(1) 治跌打損傷：鹹酸草30克。加酒燉服，其渣擦傷痛處。

(2) 治急性腹瀉：鹹酸草60克。洗淨，取冷開水半碗搗汁，一次服完。

(3) 治瘡癧腫痛：鮮鹹酸草90克、鮮半邊蓮60克。甜酒糟適量，搗爛外敷。

(4) 治中暑腹痛：鹹酸草30克。水煎服。

(5) 治風溼痠痛：鹹酸草30克加酒服，渣外擦患處。

(6) 治尿血：鹹酸草30克。搗汁沖蜜服。

(7) 治喉痛：鹹酸草適量加鹽含之。

(8) 治牙痛：鹹酸草適量加鹽含之。

(9) 治小兒口瘡：鹹酸草加白花蛇舌草各適量，搗汁擦之。

# 第33日

# 梔子

**8月30日　晴　湖心亭公園**

講完鹹酸草，還要跟大家分享一味好藥。這味藥在我們當地老一輩中無人不知無人不曉。

## 手腳崴傷

因為誰都會有崴著手腳的時候，局部紅腫那是一派炎火，諸痛癢瘡皆屬於心，要找一味藥能夠入心，又能夠涼血、清火、止血，讓它腫傷的局部不要出血、減輕疼痛、腫脹消失，還要讓病人的心情不煩躁。

這味藥就是梔子，當地又叫山黃枝、山梔子。不管是打籃球、跳高，還是騎車摔倒造成的關節崴傷，就用它。

金昌叔講，以前他在外面打工的時候，有個小伙子騎車摔倒，手崴傷了，局部腫脹，但沒有骨折。

他把梔子搗爛了兑上酒，調成糊狀敷上去，第二天就消腫了，三天以後不痛了。

關節崴傷如果不及時處理，會留下風溼痹痛的後遺症，用梔子及時處理，好得很快。

余老師有一個扭崴傷散。這個方子在過去本來是不能傳的。因為在部隊裡頭，是軍人在行軍打仗時必備的藥物。

一共五味藥：梔子、大黃、連翹、乳香、沒藥，這五味藥打成粉。初起腫脹，用醋調糊，主收斂；後期兑酒，可以行氣活血。

這個經驗是絕對的乾貨，乾貨中的乾貨。

民間的跌打醫生，不得不學會這一招。梔子花開了，就像一個心臟，防止瘀毒攻心。

通常跌打傷，單純用三七活血化瘀入心效果不明顯，但是如果加了梔子，可以避免瘀血攻心，病人不會煩躁。

## 失眠

去年有一個裝修工不小心從人字梯上摔下來，手崴傷是治好了，但總是睡不著覺。

我看他嘴唇偏暗，而且眼睛白睛中有一些黑點，叫烏雲蓋日。

這個時候用梔子加白花蛇舌草搗爛了貼在他的中指，黑點就會消掉。左邊白睛有黑點，就貼右手中指，右邊白睛有黑點，貼左手中指。

或者用田基黃搗爛塞對側鼻孔，那些瘀傷就會化掉，然後再喝梔子淡豆豉湯，防止瘀毒攻心，令心腎相交，晚上就能睡好覺。

張仲景講的虛勞、虛煩不得眠。一個是虛勞不得眠，肝血不夠了，用酸棗仁湯；一個是心煩躁擾，用梔子豉湯。

還有，在外面工作或者舟車勞頓，回到家裡總是心煩不能眠，在床上翻來覆去，像在鍋裡煎魚一樣。

梔子10克、淡豆豉20克，煮水吃下去，當天晚上就睡得很好，很管用。

## 牙齦出血

梔子還有很多靈活之處，牙齦出血，鹹酸草也可以治，但見效最快的是梔子，為什麼呢？因為，梔子涼心腎鼻血最宜。

它降心腎的火，止鼻子牙齒出血。《藥性賦》說最宜啊，不是宜啊。所以你學文章，要摳文字。最宜就是說，梔子在止血這個領域是大哥大，其他的都是小兵小將。

有些小孩子多動、牙齒出血，梔子搗爛了加紅糖，水煎服。一喝下去心火、相火通通降下去，血就止住。因為心主血脈，血熱妄行，梔子主之。

## 尿血

排尿帶血，一小把梔子跟冬瓜一起水煎服。冬瓜利尿，走尿道、三焦。冬瓜把梔子帶到下焦，把血止住。就像警察抓賊，他要找一個線人，我們中醫治病也要找一個引藥，「兵無嚮導，不達賊境；藥無引使，不至病所」。

## 遠行足傷

以前人挑著擔走十里八里的路，腳都走傷了。梔子治遠行足部傷，梔子搗爛後和冷飯一起外敷局部。

第二天睡醒，又是龍精虎猛。所以飯可以留隔夜，病我們不會讓它留到第二天，當天就把它除去，這個梔子治療足跟遠行腫痛傷，梔子搗爛冷飯加進去敷患處，效果最好。

## 總複習

梔子色黃，能夠治療黃疸，還有皮膚發黃。

我們在二村義診時，治一個皮膚發黃的病人，用梔子、茵陳加四逆散，黃濁就退掉了。

在那營盤村的時候，我們碰到兩例肝炎轉胺酶偏高的病人。我說，你用梔子降轉胺酶。降肝膽火，莫過於梔子。

他問我，山黃枝也有用嗎？

當地人都知道，這山黃枝是染料，也可以做成食物裡的調料，這是味藥食同源的藥，很安全。

用梔子、田基黃跟五味子，三味藥煮水，喝了一個多星期，轉胺酶降下來。

還有小便淋漓澀痛，用新鮮的梔子70克和冰糖一起煮服用，梔子能清心利尿。所以有些人尿黃赤，我們為什麼用梔子？因為中醫血水同源，而心主血脈，所以一個人尿黃赤說明他心火旺盛。

有些人尿道炎、膀胱炎，吃利尿藥，像瞿麥、車前子、滑石……再加一點梔子，效果就不一樣了，這叫源清流自潔啊！

在那工地搭竹棚的一個阿叔，夏季炎熱的時候，他的尿都帶血，這叫血熱妄行，熱過頭了，血都會逼出來。

我用新鮮的梔子配合墨旱蓮。墨旱蓮能涼肝，梔子能涼心肺。只吃了一次排尿就正常了。

我們還用梔子配合雞屎藤消積、消炎，治療急性腸胃炎。

很多人經常熬夜，耗傷陰血，臉色很不好看，口乾、口苦、口臭都出現了。我們用梔子涼心腎，再加滋陰的生地黃，是絕妙的治療熬夜陰虛火旺的藥對。

再看喝酒後胃出血，單味梔子炒後煮水喝，能夠涼血、止痛，治療胃出血疼痛，這是個很寶貴的方子。

小孩子容易流鼻血，在民間治療流鼻血的方法實在太多了，其中用梔子燒灰吹進鼻子裡，立刻可以止住血。

酒渣鼻的病人，只要不喝酒，再用茶水調服搗爛的梔子。茶可以消脂，配合梔子，清肺，鼻頭就可以恢復如初了。

丹毒用梔子搗爛加水或醋調成糊，敷在局部。梔子能降，醋能酸收。當天敷，當天它就像老鼠見貓一樣消失無蹤影了。

**草藥小補帖**

梔子別名為黃梔子、黃果樹、山梔子、紅枝子。味苦，性寒，歸心、肺、三焦經。清熱，瀉火，涼血。治熱病虛煩不得眠、黃疸、淋病、消渴、目赤、咽痛、吐血、衄血、血痢、尿血、熱毒瘡瘍、扭傷腫痛。

(1) 治傷寒發汗、吐、下後，虛煩不得眠，心中懊憹：梔子（剖）14個、香豉（綿裹）4合。上二味，以水四升，先煮梔子得二升半，納豉，煮取一升半，去滓，分為二服。溫進一服，得吐者止後服。

(2) 治傷寒大病瘥後勞復者：枳實（炙）3枚、枝子（剖）14個、豉（綿裹）1升。上三味，以清漿水七升，空煮取四升，內枳實、枝子，煮取二升，下豉，更煮五六沸，去滓，分溫再服，覆令微似汗。若有宿食者，內大黃如博棋子五、六枚。

(3) 治傷寒身黃發熱：肥梔子（剖）15個、甘草（炙）1兩、黃柏2兩。上三味，以水四升，煮取一升枝子半，去滓，分溫再服。

(4) 治溼熱黃疸：山梔4錢、雞骨草、田基黃各1兩。水煎，日分三次服。

(5) 治尿淋、血淋：鮮梔子2兩、冰糖1兩。煎服。

(6) 治小便不通：梔子仁二七枚、鹽花少許、獨顆蒜1枚。上搗爛，攤紙花上貼臍，或塗陰囊上，良久即通。

(7) 治急性胃腸炎、腹痛、上吐下瀉：山梔3錢、盤柱南五味（紫金皮）根5錢、青木香2錢。上藥炒黑存性，加蜂蜜5錢。水煎，分二次服。

(8) 治口瘡、咽喉中塞痛、食不得：大青4兩、山梔子、黃柏各1兩、白蜜半斤。上切，以水三升，煎取一升，去滓，下蜜更煎一兩沸，含之。

(9) 治目赤：取山梔7枚，鑽透，入燃灰火煨熟，以水一升半，煎至八合，去滓，入大黃末3錢匕，攪勻，食後緩緩溫服。

(10) 治胃腕脘火痛：大山梔子7枚或9枚，炒焦，水一盞，煎七分，入生薑汁飲之。

(11) 治鼻中衄血：山梔子燒灰吹之。

(12) 治肺風鼻赤酒：老山梔為末，黃蠟等份溶和。為丸彈子大。空心茶、酒嚼下。忌酒、炙煿。

(13) 治赤白痢並血痢：山梔子仁四七枚。銼，以漿水一升半，煎至五合，去滓口空心食前分溫二服。

(14) 治熱水腫：山梔子5錢、木香1錢半、白朮2錢半。細切，水煎服。

(15) 治婦人子腫溼多：炒山梔子1合。為末，米飲吞下，或丸服。

(16) 治折傷腫痛：梔子、白麵同搗，塗之。

(17) 治火丹毒：梔子，搗和水調敷之。

(18) 治火瘡未起：梔子仁灰，麻油和封，惟厚為佳。

(19) 治瘡瘍腫痛：山梔、蒲公英、金銀花各4錢。水煎，日分三次服。另取生金銀花藤適量，搗爛，敷患處。

(20) 治燒傷：梔子末和雞子清濃掃之。

第34日

# 刺菠

**8月31日　晴　湖心亭公園**

接下來這味藥，我們當地叫刺菠，它又叫虎姆根、三月菠，它結的小紅果很好吃，酸甜酸甜，味道不亞於桑椹。

這個小紅果能補腎，治療小便頻多。

我首先知道刺菠神奇之處，是從大姨丈的口中。當地人說這是鳳陽方，還是流民方。

曾經，流民教跟鳳陽先生，他們到各地行醫，都到過我們五經富。

## 肩痛

以前人挑擔，肩部疼痛，就用刺菠煮水，素食者加黃芪、黨參，食肉者加牛肉，一起煮，吃下去，肩部的不適就會緩解。

它帶刺，能夠把氣透達到四肢百竅去，黃芪、黨參補足中氣。

很多肩部勞損其實是氣不足，說白了就是太累了。肩主承擔，所以很多人肩背痠痛，肯定最近龐力太大了。

## 牙痛

牙痛得穿筋透骨，就用刺蒺配合前面講的梔子，各20克煎湯，能涼血、消腫、止痛，是專治蛀牙良方。

## 淋巴結腫大

頸部淋巴結的腫塊，刺蒺要配帶刺的刺莧。只要有炎症、腫塊，優先選擇這些帶刺的青草藥。它們能由裡到外地把腫塊中的毒邪透出來。

## 咽喉痛

咽喉痛，單一味刺蒺的根20克煮水，不管是肝鬱氣滯引起的咽喉痛，還是火熱上炎引起的咽喉痛，它都能夠治療。

前段時間，有一個深圳回來的朋友，他咽喉刺痛，覺得有東西堵在那裡。刺菠配合刺莧，加幾顆酸梅，一起煮水內服。刺菠、刺莧能消腫散結，酸梅能夠收斂，腐蝕贅疣，身上長的贅疣用酸梅泡的酒擦過，贅肉就會脫掉。

## 肝炎

通常，判斷肝炎病人的輕重程度，先看他眼睛，眼睛很黃很濁，一般比較嚴重，如果黃得發暗，一定是長期熬夜，胸中有淤堵。

我們用白芋根、田基黃、茵陳加刺菠。

在庵背村有一個肝炎的病人，他吃了溪黃草、田基黃，轉胺酶降下來了，但是肝部經常會隱痛。

我說，用了涼利的藥，但沒有用辛通的藥。溪黃草、茵陳、田基黃等都是很好的降肝火的草藥，但是還不能清出體外。

就像掃地，滿天飛灰，用水灑後塵灰都落下來，還得掃出去。這就是治肝炎的兩個動作，先「灑水」降火，再「掃地」祛邪。

我又對他說，用刺菠、刺莧這兩味藥加大棗再試試看。

為什麼加大棗？為了防止青草藥寒涼傷脾胃。有人說，我沒吃到青草藥，反而被青草藥咬到了，吃了過後胃痛。大棗能厚腸胃，讓腸胃變得有力。

## 小兒感冒

每次金昌叔家裡的孩子感冒了，發熱、腹痛，沒怎麼去過醫院。他說，不管是哪種感冒、腹痛，小孩子一般就兩個原因，一個是受涼，另一個是吃壞肚子。

他就往後山去，拔一把刺菠和算盤子。算盤子這味藥是退熱、治消化不良的神奇之藥。這兩味一起煮水內服，或者單一味算盤子搗爛了，用那米汁水泡過後榨出綠白色的汁來，兑一點糖，喝下去。

這是金昌叔用了幾十年的一個小方子。

## 結石

還有尿道結石，車前草可以利結石，但是嚴重的結石還得用一些帶刺的藥物，把它破開，就要找刺菠、刺莧。

所以，上車村有一片刺莧地，就被香港人給定下了。他們很流行用刺莧治療膽囊炎、膽結石。

## 高血糖

糖尿病病人尿頻急，一要用利尿藥，二要用消腫的藥，把大血糖塊粉碎成小微粒，讓身體很容易吸收代謝。

就是用刺菠跟玉米鬚，一起煮水內服，血糖就會降下來，這是一個很好的民間方。

## 痹痛

現在頸肩腰腿痛，風溼痹證的病人最多。告訴大家一味藥酒，就是刺菠帶刺的根部曬乾後泡在白酒裡，七天以後就可以用了。沾上藥酒把疼痛的部位拍紅，當下就緩解了。

刺菠酒除了外用，也可以喝。

因為刺菠帶刺，所以這個藥酒也是消腫神藥，治療局部的腫痛，比消炎藥還管用。

## 總複習

刺菠，它又叫虎姆根，它長滿刺，真的有點像母老虎，很凶悍。跌打損傷、搔癢、疼痛、瘀血、出血、消化不良、食積它都可以治。

因為它能夠祛風行氣，散結止痛。昨天第一種功效講到肩部疼痛，或者腳踝崴傷，就用這個新鮮的刺菠根搗爛，加酒敷在局部。

假如被鐮刀割傷出血，周圍如果有刺菠，把它的葉搗爛，敷在傷口處，也能止血。

如果碰到蛀牙疼痛，就用刺菠根和兩面針根各20克煎水，含在嘴裡。止痛效果不可思議，因為兩個都帶刺，有刺能祛風，有刺能消腫，有刺能止痛。

一般帶刺的植物有三大特色：見腫消、見風祛、見痛止。這是帶刺植物的共性。

所以你把握就是這個共性，天底下帶刺植物，就有把握去用了。

然後是小孩子疳積，面黃肌瘦，體內有消化不了的積，而且氣血不夠。金昌叔說，有積得消積，氣血不足要補氣血。

我們有一個很好的方子就是黃芪30克、刺菝根20克，一起煮水內服，補氣消積。因為女子以血為用，男子以氣為用。女孩再加龍眼肉20克，男孩加黨參15克。

因為刺菝根能消積，而黃芪、黨參、龍眼肉能益氣，讓脾胃恢復活力。

上週有一個四肢痠痛的病人，我一看氣力不夠，再加上局部有瘀血。用黃芪、當歸、黨參，再配合帶刺的刺莧、刺菝根。補氣加上祛風溼、通絡，是治療所有中風後遺症、年老體衰、血痹疼痛的共同思路。這組搭配對於老年人天氣變化引起的局部疼痛，治療效果也很好。

最後一點，刺菝搗爛以後，煎水外洗，治療各類皮膚搔癢。

珍仔圍村有一個阿叔跟我講：「你在這裡義診很好心，我有一個好方子要傳給好心人。」

他就帶著我到池塘邊，指著刺菝說，他過年的時候，吃了海鮮全身又紅又癢，他就拔刺菝煎水外洗，從頭到腳都洗過後，就不癢了。

這些好的方子，其實書上都有記載。見病不能治，皆因少讀書。

## 草藥小補帖

刺菠別名潑盤、托盤、空腹蓮、空腹蓮、飯包菠、雅早、飯消扭、地苗、田母、田角公。味酸，性平，無毒，能清熱解毒，治傷暑吐瀉、風火頭痛、感冒、黃疸。

(1) 治喉痛、牙痛、頭痛、衄血：刺菠葉3錢。加食鹽少許燉服。
(2) 治扁桃體炎：鮮刺菠根3兩、粳米1兩。水煎，加蜜2兩調服。
(3) 治小兒高熱發驚：飯消扭根1錢。水煎服。
(4) 治黃疸：飯消扭根4兩、黃酒2兩。水少量煎汁，飯後服。
(5) 治小兒暑癤：飯消扭葉，搗爛取汁外敷。

第35日

# 蚶殼草(雷公根)

9月1日　晴　湖心亭公園

今天要跟大家分享的南方草藥界裡一味不可不知的本草，這味藥草救人無數，民間治療各種常見病都能見到它的身影。

這味草藥它的葉子像那個蚶殼一樣，所以它叫蚶殼草，而客家人叫它雷公根，又叫崩大碗。

## 發熱

這位草藥，我最早認識它是在讀小學的時候，鄰居的孩子發熱不退，家裡的長輩拔來這種草，榨汁給他喝。

第二天那個孩子就又活蹦亂跳了。所以，當時我就知道，用蚶殼草30至50克，榨汁兑點蜂蜜內服，治療小兒高熱初起，百用百效。

如果發熱不嚴重，小孩子平時胃又比較寒，用蚶殼草煮水，再加薑絲，吃下去既能退熱，又能保護腸胃。

如果發熱嚴重，直接榨青草汁內服，效果最好，見效最快。

## 消化不良

還有我讀初中的時候。田園裡很多地膽頭，經常有人來討要。當時，有一個人提了一袋的葡萄過來換地膽頭。她說，家裡的孩子經常腹痛，到了晚上莫名其妙就煩躁。民間醫生告訴她用地膽頭根和蚶殼草煮水喝。後來，喝了十幾次果真就好了。

可以見得它也可以用於治療消化不良。食積、體內有熱的煩躁，用地膽頭根加蚶殼草煮水內服，可以再兑點糖，口感比較好。

## 肝炎

再跟大家講一個蚶殼草治療急性肝炎。肝部火燒，木火行金。

這個時候用蚶殼草、田基黃、白茅根各20至30克，這組配伍用藥都是我們當地隨手可以採摘到的草藥。

河婆鎮有人特意來五經富找這味蚶殼草，因為他的親戚就是急性肝炎。在醫院治療了五天，發熱都沒有退下來。

後來，這組草藥用上，大小便通暢，熱就退下來了。

## 腎炎

以前有一個老先生，沒有師承，沒有祖傳，全憑自學，我們稱何老。

他曾經遇見一個遊方天下的草醫，那草醫對他說，他有一個小方子，治療腎炎、尿蛋白高、尿素氮高很有效果。他這個方子不能賺錢，準備公布於眾。就是一味藥蚶殼草250至500克煮水內服。

之後，何老就用一味蚶殼草救了不少人。

## 咽喉痛

治療咽喉痛要找一個藥引子，像導航一樣，讓藥力走到咽部。

射干、板藍根、馬勃都能作為藥引子，治療咽腐、咽痛。引藥一兩味即可，所以用蚶殼草50至100克、板藍根10克，煮水內服。

我跟大家分享另一個治療咽痛的妙方，一般都知道板藍根、射干治療咽痛，但大多數醫生不知道還有一味藥——崗梅，又叫山甘草，所有藥裡它治咽痛效果最快速。

所以某知名的涼茶公司特別到我們五經富來收這味藥。

有發熱、咽痛的病人在醫院治療了三天，沒有緩解，挖來崗梅根和蚶殼草煮水喝，上午喝完，下午咽喉就舒服了，第二天熱退痊癒。

崗梅根20克、蚶殼草30克，治療急性熱毒性的咽喉痛，通常服用兩三次就好。

## 急性腮腺炎

急性腮腺炎，臉腫像豬八戒一樣，蚶殼草、大青葉各20至30克，煮水內服。

如果沒有大青葉，一味蚶殼草內服，再加上搗爛的仙人掌外敷，效果也很好。

## 食物中毒

蚶殼草還能解毒，如果吃了毒蘑菇、農藥或者其他有毒的東西，出現噁心、嘔吐、泄瀉等症狀，把蚶殼草搗爛後，用第二次的洗米水浸泡後，榨出又綠又白的汁，兑上蜂蜜內服，既好喝，又能夠解毒。

有一些人在油漆店或是其他接觸有毒物質的場所工作，隔半個月吃一次，可以幫助身體解毒。

總的來説，蚶殼草甘涼微辛，能清熱解毒、疏風散氣、活血利尿、解毒消腫。

## 總複習

蛤殼草它對於暑熱、腸風脹氣、尿道不暢、體內的毒，這幾方面都有很好的治療作用。同時解決呼吸系統和泌尿系統的問題。

所以中暑了怎麼辦？蛤殼草50至100克，搗爛榨汁，兑一點蜂蜜，喝下去就解暑。

軍訓的時候，很多人會中暑，如果提前吃蛤殼草，抗中暑能力會大大提高。

然後再講腹痛，腹痛有很多種，蛤殼草治的是暴飲暴食之後，胃腸中有積滯的腹痛。蛤殼草和雞屎藤配在一起，通治一切食積腹痛。

它退熱的效果也非常好。

之前在田裡碰到一個阿叔，我看到他在拔這個蛤殼草。他說，家裡的孩子發熱，拔回去榨汁，兑上蜜糖給孩子喝。

如果發熱嚴重，昏昏沉沉，我還會加七根竹芯，一起煮水內服，基本上十燒九退。

今天要跟大家分享的一個妙招，這個妙招已經流傳了近千年。家家戶戶都有發熱孩子，劉老師上次進山跟我分享了退熱「五虎將」，就是說，身體發熱滾燙，有五味藥可以退。

就是蛀殼草、鋪地錦、白花蛇舌草、梅肉草、三椏苦。

三椏苦這味藥又叫三叉苦，味道極苦。當時高熱40度的B型腦炎病人，都靠它退熱。

就這五味藥各取一小撮，榨出汁來，兑蜂蜜、薑汁，孩子半碗喝下去，熱基本就退了。

## 草藥小補帖

蛀殼草在潮汕地區稱為兩公根、藤牌草、鼎蓋草。在外地也稱為老公根、崩大碗、魚鑿口、崩口碗、乞食碗、落得打、積雪草、大葉金錢草、缺碗筷草、雷公根、馬蹄草、銅錢草、十八缺。蛀殼草味甘、微辛、苦，性涼，無毒。內服清溼熱、解毒利尿、解暑疏風、行氣消腫。外用去癢、止血。入腸胃經。主治外感暑熱、急性黃疸型肝炎、中暑腹痛、咽喉腫痛、腮腺炎、泌尿道感染、胃痛、中毒；外治溼毒作癢。

(1)治外感暑熱：鮮蚶殼草、鮮青蒿、鮮墨旱蓮各適量。共搗爛，取汁，冷開水沖服。

(2)治中暑腹痛：蚶殼草、鋪地錦、牛契埔、三腳虎各30克。水煎，沖酒少量服。

(3)治急性黃疸型肝炎：蚶殼草、白茅根各30克、地耳草15克。水煎服。

(4)治咽喉炎腫痛：蚶殼草30克、板藍根15克。水煎服。

(5)治泌尿道感染：蚶殼草30克、車前草、紫花地丁、金絲草各15克。水煎服。

(6)治急性腮腺炎：蚶殼草30克、大青葉15克。水煎服；外用鮮蚶殼草適量，搗爛，絞汁調青黛少量塗患處。

(7)治色寒腹痛：蚶殼草、馬蹄金、鋪地錦、牛契埔、地豆草、雞屎藤各15克。共搗爛，取汁沖酒溫服，藥渣炒敷臍。

(8)治皮膚溼毒作癢：蚶殼草適量，搗爛沾硫黃末擦患處。

# 第36日

## 槓板歸(犁頭草)

**9月2日　陰　湖心亭公園**

槓板歸它能清熱解毒、利尿消腫。

古人講，身藏槓板歸，嚇得蛇倒退。

槓板歸除了治療溼疹搔癢是特效，大家都知道的百日咳，用槓板歸、百日紅各20克就能治好。

如果孩子晚上咳得厲害，就要把這兩味藥微微炒過再煮水喝，炒製可以去寒性，煮水的時候加點糖，咳嗽就會好起來。

如果是白天咳得很厲害，直接煮水喝，不需要炒。

還有扁桃體發炎，有個病人扁桃體發炎，東西吞不下，在醫院治療了二天，沒見好轉。我就給他開了兩味藥，崗梅20克、槓板歸30克。

咽喉腫痛，不外乎就是紅、腫。「紅」有熱，用崗梅清熱消炎，「腫」用槓板歸消腫。兩者合用，治紅腫。

昨天講過，治無名腫毒的湯方：槓板歸、刺莧。治療跌打損傷的局部腫，用苦刺心，就是常講的三加皮，又叫白勒，也是帶刺的植物。

學會治咽喉腫痛、跌打損傷的腫脹，可以再拓展到治療癌症腫瘤。病雖不一樣，但治法無差別。腫瘤不過是更頑固的腫而已。

所以我們還是消腫、流通氣血、降毒濁，這三個治療思路。

之前有一個子宮肌瘤的病人找到我，看看有沒有辦法不用手術。

我說，有一個「代刀湯」，代替手術刀的湯方，治療這些子宮肌瘤。

她當時體虛脈弱，寸口沉取有些澀結，是虛中夾實。所以用黨參、黃芪，培補正氣；用三棱、莪朮破實；川牛膝、澤瀉降濁；頑積要用帶刺的藥，再加上槓板歸、皂角刺。

她吃了三個月的湯藥，肌瘤逐漸變小，最後消失了。

很多肌瘤，如果有中草藥配合運動鍛鍊，很多良性的肌瘤消失，只是時間的問題。

## 腫

它的葉片鋒利有角，像一個三角形。這個槓板歸混身帶刺，鋒利無比，能夠

「逢山開路，遇水搭橋」。記住這八個字，槓板歸的功效就已經掌握了。它能逢山開路，就是說，遇到有癰腫，就能破開來。

之前，一個東莞的孩子，渾身搔癢，起了一些腫包，吃了抗過敏藥，沒效。按我說的，用槓板歸、刺莧煮水外洗，腫消了，搔癢也退了。

這個方法是一個客人告訴我的。他說，他很擅長治療無名腫毒，他知道我學醫，所以把這個方子傳給我。他配的藥水，可以治療帶狀疱疹，還有很多種膿包、溼疹搔癢，在局部外擦就可以消腫。

這個藥水就是槓板歸和菟絲子藤一起榨出的汁。

## 局部刺痛

我們再看它遇水怎麼搭橋。

它可以利尿。槓板歸配合車前草治療頑固的排尿時尿道刺痛。

有一例病人尿道刺痛，用上車前草效果不佳。

我說，要加帶刺的刺菠、槓板歸、刺莧，這三味裡選一兩味就行，吃下去刺痛感就消失了。

所以局部有刺痛感，要找帶刺的藥。

## 蛇蟲咬傷

槓板歸「逢山開路，遇水搭橋」，蛇蟲咬傷的腫痛也能用到它。新鮮的槓板歸50至100克榨汁，加酒調服。而榨過剩下的藥渣，加紅糖，敷在患處。

## 癌

到這裡，我認為，它還能開發出治癌的作用。

我遇上一些癌症患者，如肝癌之類，常用穿破石、槓板歸、七葉一枝花，這三味就是治肝癌的「三人」組合。

## 咳喘

因為槓板歸能夠解毒，還能用於治療肺部咳喘日久的肺氣腫。

槓板歸、陳皮、桔梗，三味組合既能通經理肺，又能敗濁降痰溼，是很好的組合。

## 搔癢

夏季的時候，常見小孩子渾身搔癢難耐。

北山中學有一個老師的孫子，渾身搔癢難耐。

我說，採槓板歸、艾葉煮水外洗。洗了三天就好了。

為什麼要艾葉？艾治百病。當百種方法都行不通了，唯獨艾草有用。

### 草藥小補帖

槓板歸別名：犁頭刺藤、老虎利、雷公藤、霹靂木、方勝板、倒金鈎、烙鐵草、倒掛紫金鈎、河白草、犁尖草、括耙草、龍仙草、魚尾花、刺犁頭、蛇不過、急改索、退血草、虎舌草、有竻犁頭草、利酸漿、攔蛇風、有刺糞箕篤、犁頭藤、三角藤、蛇倒退、有竻火炭藤、大猛腳、五毒草、火輪箭、貓爪刺、蛇牙草、南蛇風、老虎刺、貓公刺、白大老鴉酸、豆乾草、酸藤、降龍草、蛇見退、水馬鈴、芽葉蓼、有刺犁頭藤、蛇咬草、蛇王藤、串心草。

味酸，性微寒。歸肺、小腸經。具有清熱解毒、利水消腫、止咳之功效，用於咽喉腫痛、肺熱咳嗽、小兒頓咳、水腫尿少、溼熱瀉痢、溼疹、癤腫、蛇蟲咬傷。

(1)治水腫脹：平地木3錢、槓板歸5錢、車前草4錢、天青地白草3錢、路路通5個。打碎煎服。

(2)治急性扁桃體炎：石豆蘭(蘭科麥斛)1兩、槓板歸2兩半、一枝黃花5錢。水煎，分二次服，日一劑。

(3)治纏腰火丹(帶狀疱疹)：鮮槓板歸葉，搗爛絞汁，調雄黃末適量，塗患處，一日數次。

(4)治瘰癧：槓板歸7錢、野南瓜根3兩、豬瘦肉4兩燉湯，以湯煎藥。孕婦忌服。

(5)治癰腫：鮮槓板歸全草2至3兩。水煎，調黃酒服。

(6)治乳癰痛結：鮮槓板歸葉洗淨杵爛，敷貼於委中穴；或與葉下紅共搗爛，敷腳底湧泉穴，右痛敷左，左痛敷右。

(7)治坐板瘡：烏賊骨5線、槓板歸3錢。共為細末擦之，乾則以菜油調敷。

(8)治溼疹、天疱瘡、膿疱瘡：鮮槓板歸全草2兩。水煎服。

(9)治慢性溼疹：鮮槓板歸4兩。水煎外洗，每日一次。

(10)治黃水瘡：蛇倒退葉(為細末)1兩、冰片5分。混合，調麻油塗擦。

(11)治下肢關節腫痛：鮮槓板歸全草2至3兩。水煎服。

⑿治似麻風型的脫節癩：蛇倒退（紅色）煎水洗，另用辰砂草、墨旱蓮、車前草（鮮者）各1兩5錢，煎水內服。

⒀治痔漏：槓板歸7錢至1兩、豬大腸不拘量，同燉湯服。

⒁治附骨疽：槓板歸7錢至1兩，酒水各半煎二次，分服；以渣搗爛敷患處。

⒂治蛇咬傷：槓板歸葉不拘多少，搗汁酒調，隨量服之，用渣擦傷處。

# 第37日

# 金櫻子

**9月3日　雨　湖心亭公園**

## 遺尿

好，我們今天要跟大家講的這味草藥有點神奇，它專管排尿。

尿頻、尿急、尿多、尿床，它通通管得住。芡實的力量都還沒有它強，只能做它的助手而已。

「水陸二仙丹」有哪味藥？芡實、金櫻子。一個在水中，一個在陸地上。它們號稱兩味仙子，為什麼說它是仙子？為什麼說芡實只是它的輔助搭檔？

因為金櫻子甘甜，甘甜益力生肌肉。而且它帶有一點點苦澀，肌肉有力，膀胱括約肌收縮、舒張的功能會很好。

所以這味藥專治尿頻、尿急、尿床。

有一個西山村的病人，他的尿頻很嚴重，一個晚上得跑七八次廁所，他說，真恨不得把尿缸放到被窩裡。

我告訴他：「我有一個叫『丟尿缸』藥，金櫻子。」

他說：「哦！這個就是『糖罐勒』嘛，我上山可以挖得到。」它的根和果實一起，根的收攝力量比較好，用10至20克，金櫻子用30至40克，煮水吃下去。當天晚上，只上了三次廁所。吃到第三天變成了一次。之後，大部分時間都不再夜尿了。

所以從這個例學我可以看出，金櫻子縮尿。

不單是縮尿，遺精、滑精都可以用它，凡是往下漏的病症，止不住了都也可以用它。所以《藥性賦》一句口訣，就把這味藥最厲害之處道破：「澀遺精」。

再跟大家講小孩子，我們上半年在二村義診的時候，碰到很多小孩尿床。治療小兒尿床用尿三味：金櫻子、黃芪、牛大力，各用20至30克，基本上當天晚上吃了，當天晚上尿床現象就減少。

黃芪能升提中氣，使尿不下陷；金櫻子能收斂精華，使尿不外溢；而牛大力能壯骨腰腎，使腎的存儲能力加強。

所以三味藥堪稱是小兒之寶啊！

在山裡有個才五歲左右的孩子，一個晚上尿五次。然後他爺爺就找到我這邊來，用幾根牛大力、金櫻子和五指毛桃，當天晚上煲湯給孩子喝，第二天晚上好了。

所以說金櫻子治小兒遺尿之功，非同凡響。

那你們今天就學會了小兒科裡頭的尿頻尿急。

## 失眠

再跟大家講一個，金櫻子它可以治失眠，這點很多人不知道。上個月有一個失眠的病人，失眠尿又多，金櫻子配棗仁。酸棗仁炒過後打成粉末，再加一點五味子，收斂作用非常好。吃了以後，就睡得好了，而且晚上不會被尿叫醒。

其實很多人失眠，就是心神不安，加上精關不固。心動則五臟六腑皆搖，尿就守不住，金櫻子把尿收住，棗仁跟五味子安心神，這個覺準睡得好。

所以這是一個非常好的三味藥的組合，四足鼎立之勢，這本書出來後可不得了了。

你們就一個湯方，拈三味藥過來。

頭頸部的葛根、黨參、川芎。

胸肋部的枳殼、桔梗、木香。

腸胃的小茴香、蒼朮、厚朴。

腰腿的杜仲、黃芪、枸杞子。

肩臂的桂枝、桑枝、小伸筋草。

## 腹瀉

對於小兒脾虛面黃肌瘦、腹瀉、大便不成形，告訴你們一個小方子，金櫻子10克、芡實10克，如果瘦人用白朮10克，胖子用蒼朮10克。煮水，當天吃，當天腹瀉現象就會減少。

諸溼皆屬於脾，脾主消化主運化，金櫻子、芡實、白朮或者蒼朮，能夠加強脾胃運化，減輕腹瀉。

有一個老師，經常腹瀉，又沒時間煲藥。

我說：「金櫻子、芡實和白朮，放進水瓶裡用熱水泡上，或者直接用水煮滾了，再燜上。」

他每天喝一壺，喝了三天腹瀉的症狀就消失了。到現在他還在喝，他說，喝了很舒服，還能長肉。

因為脾胃功能強了，就像一片水土不流失的田地，莊稼長勢才會好。

## 白帶異常

再講白帶異常，我們當地有一個草醫，他經常在龍山裡挖草藥。他告訴我，金櫻子又叫「蜜糖罐」，它渾身是刺。

把它成熟後的子掰開，擠出肉來，像蜜糖一樣甜，所以叫「蜜糖罐」。只要是偏清稀的白帶異常，不臭濁，用100克金櫻子的根部加冰糖煮水，當天吃下去，白帶量就會減少，吃兩三次就可以治癒。白帶臭濁，要清熱；白帶清稀，要收斂固澀。

## 器官下垂

老年人乳房下垂、子宮下垂、胃下垂。金櫻子的根配黃芪、五指毛桃各20至30克，煮水喝，各種器官下垂會慢慢緩解，胃下垂也有可能逐漸恢復。

黃芪、五指毛桃能夠上提，金櫻子可以內收，一提一收，乳房、子宮、胃這些器官就不掉下來了，這是藥物的兩個動作。

在中醫古籍上講澀可固脫，脫肛、子宮脫垂等這些具有脫相的病症，要找澀味藥，金櫻子一進嘴就是甜澀澀的。

我在文化中心義診的時候，村長帶來一個子宮脫垂的病人。

我說：「第一，你要練八段錦的，兩手托天理三焦，要升提；第二，用蓖麻子搗爛敷在百會穴，就把子宮跟肛門往上提；第三，補中益氣湯加金櫻子，專治子宮脱垂，氣虛下陷，百用百效，吃下去胃下垂都會減輕，脱肛也會好轉。」

一個星期後，這位子宮脱垂的病人從縣城裡過來，告訴我，藥吃得很舒服，帶著朋友也過來看病。

## 潰瘍

再跟大家講糖尿病足，足部癢、痛，甚至潰瘍，用金櫻子的根煮水過後加梅肉草。

梅肉草又叫生肌草，它可以讓潰爛的局部長出新肉，它甚至還可以修復胃潰瘍、腸潰瘍的潰瘍面。

梅肉草的汁液黏得像膠水一樣，有助於覆蓋創面。金櫻子收斂瘡口，梅肉草生肌長肉，這是鳳陽草醫的治療思路，普通醫生用藥不容易達到這個境界。

## 燒燙傷

燒燙傷，用金櫻子的葉子搗爛後，加茶油敷在患處，傷處癒後不留瘢痕。

金櫻子還可以治腰肌勞損、跌打損傷……太多可以治的了。

講金櫻子它是收斂固澀藥，能夠收澀人體的精、氣、血、液……它最顯著的功效就是收斂尿液。

## 遺尿滑精

昨天我騎車經過鎮江橋，以前在壩頭圩找我看過病的一位老人家高興地叫住我，感謝我，讓他家的孩子不再遺尿了。

就用金櫻子、五指毛桃和牛大力三味藥。這三味藥澀精、縮尿，收澀人體的精華。

在「戒色吧」上有一位網友，長期手淫導致滑精，一週內二到五晚會出現滑精的症狀，長達半年之久，他問我該怎麼辦？

我說：「金櫻子配五味子熬成膏。」他吃了半個多月，滑精症狀就消失了。

我們都知道孫思邈在《千金方》中講，「凡精少則病，精盡則亡，不可不思，不可不慎。」所以，年少，保精是第一關，這個精愈固密，身體愈好，智慧愈高。

縮尿用金櫻子配牛大力，固精用金櫻子配五味子。

## 動則汗出

有些人很容易出汗，動則汗出。我們要找澀味的藥，能夠收斂固澀。玉屏風散（黃芪、白朮、防風）加金櫻子治療氣虛不固、精華外泄的汗證，如虎添翼。

有建築工告訴我，他的汗從頭溼到腳，衣服換了又溼，溼了又換，出汗像流水一樣。

我說：「用金櫻子、黃芪煮水沖服玉屏風散。」

他吃後再去工地幹活，汗出少了，體力也更持久。

因為，汗多傷陰，汗為心之液，汗血同源，大汗就是出血，大汗會亡陰、亡陽。

## 咳嗽

金櫻子還有收斂止咳的功效，久咳不癒的病人大多脾腎兩虛，所以我用四君子湯加金櫻子來治療。

一個廣州來的小孩子咳嗽老不好，我說：「到這個階段就不要用消炎藥了。」用四君子加金櫻子、芡實、山藥、蓮子、薏苡仁，一派健脾收斂之品。喝了三天，就斬斷了咳嗽的根。

所以用金櫻子配合健脾之藥，可以「斬咳尾」，把咳嗽的尾巴給斬斷。

## 疲勞

還有些人精氣神不足，容易疲勞、困倦。這個時候用黨參配金櫻子，黨參補精氣神，金櫻子固攝精氣，兩者配合補氣固精。如果腸胃不好，加些陳皮，這個小藥方就出來了。

**草藥小補帖**

金櫻子別名刺榆子、刺梨子、金罌子、山石榴、山雞頭子、糖鶯子、棠球、糖罐、糖果、蜂糖罐、檳榔果、金壺瓶、野石榴、糖橘子、黃茶瓶、藤勾子、螳螂果、刺果、燈籠果等。味酸澀，性平，無毒，歸腎、膀胱、大腸、脾、肺經。能固精澀腸、縮尿止瀉。治滑精、遺尿、小便頻數、脾虛瀉痢、肺虛喘咳、自汗盜汗、崩漏帶下。

(1)治夢遺、精不固：金櫻子10斤，剖開去籽毛，於木臼內杵碎。水二升，煎成膏子服。

(2)治小便頻數多尿小便不禁：金櫻子（去淨外刺和內瓤）和豬小肚1個。水煮服。

(3)治男子下消、滑精、女子白帶：金櫻子（去毛、核）1兩，水煎服；或和豬膀胱，或和冰糖燉服。

(4)治白濁：金櫻子（去籽洗淨搗碎，入瓶中蒸令熱，用湯淋之，取汁慢火成膏）、芡實肉（研為粉）各等份。上以前膏同酒糊和其粉為丸，如梧桐子大。每服三十丸，酒吞，食前服。一方用婦人乳汁丸為妙。一方鹽湯下。

(5)治脾泄下利、止小便利、澀精氣：金櫻子，經霜後以竹夾子摘取，劈為兩片，去其籽，以水淘洗過，爛搗，入大鍋以水煎，不得絕火，煎約水耗半，取出澄濾過，仍重煎似稀餳。每服取一匙，用暖酒一盞，調服。

(6)治久虛泄瀉下痢：金櫻子（去外刺和內瓤）1兩、黨參3錢。水煎服。

(7)治久痢脫肛：金櫻子（去刺、仁）1兩、雞蛋1枚燉服。

(8)治陰挺：金櫻果（去內毛和種子）1兩。水煎服。

(9)補血：金櫻子（乾了，擦刺令淨，捶碎去籽，切焙）、縮砂一半。蜜丸梧子大。空心，酒或鹽湯下五十丸。

# 第38日

## 白飯草(火炭母)

9月4日　暴雨颱風　劉屋橋

今天要跟大家分享一味在田地裡常能看到的草藥，在它的綠葉中有數朵白色的小花和黑色的果實，是一種外形很獨特的草藥，見過一次一輩子都能記得，它就是白飯草。

為什麼叫白飯草？它結的花像一粒粒的飯粒。

這味草藥喜生長在水溝邊，擅長利水消腫。所以水溼病，如溼熱黃疸，用白飯草配合溪黃草。我以後的百草園裡，必種的就是溪黃草，白飯草不用種，到處都能找到，溪黃草不種就難找了。

### 黃疸

溪黃草長於溼地，涼利之藥生溼地，溪黃草最擅利膽去黃，見到身體上的黃濁，都可以用它。所以溪黃草這味藥，我會大講，特講！

水煎服這兩味藥，治溼熱黃疸，這也是一位老爺子教我的。他告訴我，以前他們村裡，有一個渾身都發黃的病人，是光鮮的黃色。剛開始很光鮮的黃色，就用白飯草配合溪黃草，各100至500克都行，煮水服用。病人喝到第二天，身黃退掉一半，連服四天便全部退掉。

初發的黃疸多是溼熱偏重，久黃一般是脾腎兩虛。

## 溼疹

溼疹搔癢直接用白飯草50至60克。水煎服，另外再採些祛風除溼、止癢的草藥煎水來洗，內外兼治，效果立顯，還價格低廉。

所以學草醫，至高境界就這八個字「效果立顯，價格低廉」。採來尋常的草草木木，花很少的錢卻能把病治好，才是草醫高手。

## 急性扁桃體炎、咽炎

涼利的藥，還治熱火病，典型的表現就是急性扁桃體炎、咽炎，我們經常會碰到這一類病人。

一個咽炎的病人在家裡找到我，他已經病了一個多星期了，痛得吃東西都索然無味，問我該怎麼辦呢？

我就說：「你去找崗梅、燈籠草，加白飯草。」

這三味藥的處方治療平常所見的咽炎基本上一劑知、二劑癒。崗梅就是秤星樹桿，燈籠草這味藥我們也會講到，它長得就像一個燈籠，裡面結有一個像燈芯一樣的果，叫燈籠草。

他第二天回來說，咽炎好了，還有一些痰咳。又開了其他草藥把痰咳的尾巴也斬斷。

如果聲音沙啞，咽喉疼痛，白飯草加桔梗、甘草是特效。

## 急性胃炎

熱火病還有其他的表現，吃辛辣食物引起的急性胃炎，用白飯草配上雞公寄羅，雞公寄羅也就是南五味子的根。

這是一位龍尾的醫生的經驗，他去山裡採藥，我問他：「採這麼多白飯草幹什麼？」

他說：「你不知道，我每年要用白飯草和雞公寄羅治胃病。治療急性胃炎的胃痛，這兩味藥是寶啊！你要知道南五味子，當地叫『痧丸子』，就說能治療肚腹脹氣。所以你懂得一味南五味子，基本上懂得治療因為消化不良引起的痛症了。」

他教了我一句口訣：「酸甘辛鹹苦，南五味子最補。」

他採回來一大堆草藥，總是就很快用完，因為找他看病的病人太多了。

因為急性的胃痛是它局部氣機不通而痛，久之會形成水腫、炎症。分析它形成的機制以後，用藥就很有方向了。不外乎就是行氣止痛、消炎消腫。南五味子行氣止痛，白飯草消炎、消腫。

## 腸炎

講完咽炎、胃炎，再跟大家講腸炎。

上車村也有一個阿婆，她很鍾愛這味草藥。

因為每年她的孩子回到家裡來過年的時候，暴飲暴食之後就會腹瀉，這基本上是一個普遍現象。她就用白飯草配合鳳尾草治療腹瀉。

這兩味藥煮水，兑上一些蜂蜜也行，如果腹瀉帶血的情況比較嚴重，鳳尾草要多用。

而溼邪、熱邪導致的腸炎，採50至100克新鮮的白飯草，水煎，加蜂蜜調服。大便排得暢快，溼毒去得也快。

## 白帶異常

還有白帶異常。用白飯草配合雞冠花水煎服，雞冠花可以引白飯草到下焦清溼熱。

## 黴菌性陰道炎

還有很難治的黴菌性陰道炎。用消炎的方法很難澈底治好，容易復發。必須要健脾除溼，清除溼熱，黴菌才會難以生存，就像梅雨季節，除黴總是除不乾淨，一旦到了乾爽的秋天，那些黴菌自然就會消失。

用白飯草配合地膚子、白鮮皮，就是治療各類陰道炎很好的組合。

## 目乾澀

白飯草還能夠明目退翳。如果，最近用眼過度，眼睛又乾又澀，白飯草加糖煮水喝下去，眼睛就會清涼起來。

## 蟲蛇咬傷

因為蟲蛇咬傷局部是紅腫、搔癢很嚴重，白飯草恰好能夠解毒、止癢。它雖然身上不帶刺，但是它能涼血。諸痛癢瘡皆屬於心，涼血可以緩解痛癢。

用白飯草搗爛，敷在蟲蛇咬傷的部位。

## 泌尿系統炎症

白飯草味甘淡帶酸澀。淡味入腑通筋骨，也就是說這味藥能夠清出筋骨裡的毒素。一旦，白飯草進到身體裡，對泌尿系統結石、膀胱炎、尿道炎都有療效。

二村就有一個老爺子，那天去拔羅網藤被我看到了。

他告訴我，羅網藤配合白飯草、車前子可以排結石，他的兒子就是這樣治好的。

所以，碰到採草藥的阿叔、阿婆，要留心，可能張開嘴巴一問，一個方子就出來。

很多人問用藥的劑量，這些平和無毒的新鮮草藥，拔一大把，大膽用。

## 總複習

學一味草藥其實很簡單，藥典也好，《青草藥圖譜》也好，《實用草藥全書》也好。你攤開來，抓住一本書，反覆去咀嚼，發展思維，學習它的配伍，思考為什麼這麼配伍。

我剛才講的全都是配伍的智慧，有基礎的讀者，一下子就會旁通很多。

為什麼這個胃炎的，它要加這個雞公寄羅？雞公寄羅入胃。

為什麼肝炎的要加溪黃草？溪黃草專入肝。

為什麼這個腸炎的要加紅藤？紅藤專治腸癰腸炎。

為什麼就在咽炎的藥加這個燈籠草？燈籠草是咽喉的引經藥，咽部的腫脹、腫痛會逐漸緩解。

這些都是配伍的智慧。「兵無嚮導，不達賊境；藥無引使，不至病所。」方中沒有引藥，難以直達病灶。

## 鼻血

經常流鼻血的阿婆，草醫告訴她用一大鍋煮過糯米的水來煮白飯草喝。一天一碗，連喝兩天，到現在都沒有再出過血。

白飯草甘淡酸澀，性偏涼，加了糯米水不會傷胃。所以別小看它的搭檔，糯米不簡單。

## 尿血

尿血的豬農，要去抓豬子的當天，突發腎炎，出現尿血的症狀。碰到一位堪輿先生告訴他：「小意思，我傳你一個小方子，你將來都可以靠它吃飯，哈哈！」

這位先生是走江湖的，聽得多，見得多，知道的東西也多。

豬農按照他的囑咐，採來一把白飯草煮水喝，第二天尿血消失，又可以去幹活了。

因為白飯草性涼利，能入三焦、腎，味酸澀能收斂。

## 疔瘡

火毒嚴重到一定程度，它會變成疔瘡，所以有句話叫「疔瘡原是火毒生」。所以治疔瘡要治火毒，特別是表面凸起、顏色紅赤的疔瘡，用白飯草搗爛後加紅糖敷在患處。

這個方法專治爛瘡、疔瘡、皮膚紅腫熱毒，甚至經久不癒的瘡。

## 草藥小補帖

別名：白飯藤（潮汕）、白飯菜、枯維飯（惠來）、白米綴桃（潮安、澄海）、烏飯藤（海豐）、老虎尿、蝴蝶草（澄海）、火炭只藥（饒平）、水拖沙（潮州）、沙壩仔、白飯仔（陸豐）、火崩星（廣州）。味甘淡微酸澀，性涼，無毒。內服能清熱利溼，涼血解毒；外用拔毒消腫。入肝、肺經。

主治溼熱痢疾、小便渾濁、白帶、喉痛、失音、血淋；外治皮膚紅腫熱毒、烏疱、久年爛瘡、溼毒、婦人乳痛。

(1) 治溼疹：白飯草60克。水煎服；另取鮮全草水煎熏洗之。

(2) 治溼熱黃疸：白飯草、雞骨草各30克。水煎服。

(3) 治溼熱痢疾：白飯草30克。水煎沖蜜服。

(4) 治痢疾：白飯草30克、豬血250克，共煮食豬血及湯。

(5) 治男女敗腎小便混濁：白飯草30克切碎、雞蛋1個，加白糖煮食。

(6) 治白帶：鮮白飯草60至90克、白雞冠花3至5朵。水煎服。

(7) 治失音：白飯草30克、蟬蛻10個、桔梗12克、甘草3克。水煎服。

(8) 治喉痛：白飯草、燈籠草頭各30克。水煎服。

(9) 治肺膿腫：鮮白飯草、葫蘆茶、魚腥草各30克、青殼鴨蛋2個。水煮食。

(10) 治上呼吸道感染：白飯草、一枝黃花、大薊、槓板歸各30克、桔梗12克。水煎服。

(11) 治皮膚紅腫熱毒、烏疱：白飯草適量，搥紅糖貼患處；也治久年爛疱，白飯草適量，水煎洗患處。

第39日

# 蛇莓

9月5日　晴　湖心亭公園

好，我們今天要跟大家分享另一味藥，這一味藥長在低矮的溼地中，同白飯草一樣是涼利的草藥。它匍匐在地上生長的，結紅色的小果，與前面講的刺菠相似。

它的名字叫蛇莓，當地又叫蛇菠，植株低矮，果實色紅入血分，性偏涼，故能清熱涼血；味酸，能夠消腫解毒。

## 咽喉痛

我最早知道這味藥是讀小學的時候，鄰居去水溝邊採回來治療小孩子的咽喉痛，當時他家的孩子痛得都吃不下飯。

治療咽喉痛，用新鮮的蛇莓50至100克煮水，再加點糖調味。喝一兩次，喉嚨痛就好了。蛇莓這味藥是藥性非常平和的咽喉疼痛良藥。

## 腹瀉

水溼盛的腹瀉，用新鮮的蛇莓加鳳尾草，各30至50克。水煎服。只要是肛門熱痛的、大便黏膩難排，這兩味藥服下去會排得很乾淨。

所以，溼毒內陷的嚴重腹瀉，用蛇莓和鳳尾草可以把藏在裡面的溼邪清出來。

## 口腔潰瘍、牙痛

蛇莓具有消腫止痛的功效，比如口腔潰瘍痛得不得了的時候，採來新鮮的蛇莓搗爛取汁，含在嘴裡，疼痛就會減輕。

所以牙痛、口腔潰瘍、局部糜爛疼痛，就蛇莓一味，這是庵背村一位醫生的絕活。

有一次，他告訴我，有些藥茶根本不用煎煮，採新鮮的草藥搗爛榨汁，含在嘴裡就可以，連煎藥的工夫都省了。除了牙痛、口腔潰瘍，局部的疔瘡癰，蛇莓搗爛以後，就敷在患處，也有消腫止痛的效果。

所以它是熱、腫、痛的剋星。

## 頸部淋巴結節

我以前經常碰到咽喉部有結節的病人，嚴重到吞吐都不利索。

我觀察到，常熬夜的人、痰濁多的人，容易出現這樣的症狀。怎麼辦呢？

新鮮的蛇莓50至100克，加上帶刺能開破的刺莧，再加一味桔梗引藥效到咽喉。這三味藥專治咽頸周圍淋巴結節、痰結。

治療腫瘤包塊，就用上面這種「三足鼎立」的思路。

第一，找帶刺的草藥，如刺莧，消腫破結。

第二，找直達病灶的引藥，比如咽喉部的引藥——桔梗，桔梗能利咽開音。

第三，痰結破開後，找能善後、「清理戰場」的草藥，如蛇莓，蛇莓能夠消腫解毒、清熱涼血、利溼退濁。

所以，治病像帶兵打仗一樣，歷代中醫用藥如用兵，治身如治國啊！

## 癌症

蛇莓在治療癌症方面，有廣泛的應用。

五經富有一家青草店，那裡的人告訴我，治乳癌，就用黃石藤。黃石藤就是穿破石，穿破石的根金黃色，能鑽到各個石縫裡。我們當地叫黃石。

用黃石藤配合蛇莓，各100克煎服，治療乳癌。

肝經布胸肋，所以凡是胸肋部位的腫塊、結節，肝氣鬱結的產物，都用穿破石來走通肝經。再借助一味蛇莓「清掃戰場」，排出溼毒邪氣。

後來我想，穿破石帶刺，帶刺的藥常入肝膽。而蛇莓作為涼利之藥生溼地，長在地勢低矮的地方。告訴大家一個祕密，涼利的藥一吃到嘴裡，就立刻跑到肛門和膀胱，跑得跟兔子一樣快。像車前草、白飯草、軟枝埔茟，這些植株低矮的草藥，一吃下去，立刻走到胱腸。

這當中包含了兩個動作。一是把結聚的病邪打散；二是把病邪趕到胱腸，再排出體外。

所以治病有一個思路叫「清利胱腸，死保心肺」。就是說，清理胱腸，膀胱、腸道通暢，排濁排邪，人不容易生病；盡力保住一個人的心、肺功能，心能泵血，肺能夠呼吸，人才有機會活下來。

穿破石通利肝膽，再靠蛇莓走膀胱、大腸，祛邪排毒。所以青草藥裡頭，蛇莓清利胱腸的功能非常強。

## 蟲蛇咬傷

蛇莓味酸甘性涼，酸能收，涼能降，甘能解毒。如果被蟲蛇咬傷了，搗爛新鮮的蛇莓外敷傷口，局部的紅腫痛會快速消失。

這是草醫郎中傳給我們的方法。

## 外感發熱

普通的感冒發熱初起時，蛇莓和白花蛇舌草搗爛榨出汁來服用。退熱的效果非常快，可能從你家走到醫院的這點時間，它就把熱給退下來。

## 子宮內膜出血

熱毒性的子宮內膜出血，脈象有力。這種症狀，在草藥書上說，用新鮮蛇莓60克，加葉下紅、墨旱蓮各30克。葉下紅去火，墨旱蓮消炎止血，蛇莓降濁。三味藥同用，子宮內膜出血好得非常快。

學藥學到一定程度，會發現癌症怎麼治療，普通的瘡癰腫毒也怎麼治療，這個思路比多學一百樣藥物都重要。

我好像在講一味藥，其實我用五行的思想、陰陽的思想，還有升清降濁、扶正去邪……這些思想都可以在每味草藥中體現。

所以會治病的人，用平常的藥，也可以治療重大疾病；不會治病的人，各種名貴的藥，也治好小病。

這就像武俠世界裡，高手只憑一把鐵劍闖天下，功夫差握著削鐵如泥的寶劍，反倒會傷著自己。

我們學草藥其實也是在練功夫，練你的眼界、出手的分寸。

**總複習**

蛇莓功效非常廣，內服清熱解毒、消腫止痛，外用消炎退火。

比如肺熱咳嗽、咽喉痛，蛇莓、燈籠草各20克。水煎服，兌一點糖，既好喝，又能止咽喉痛。如果胃寒的病人再加點紅糖，如果胃熱的病人再加點鹽。

治療腹瀉用蛇莓配鳳尾草，各20至30克，對於熱毒型的痢疾效果良好。或者單用蛇莓100克煎服。

每到逢年過節，常有人到溪邊、田埂邊拔蛇莓，因為家裡有不少人暴飲暴食導致腹瀉。

上車村的村民告訴我，他們周圍人得了腮腺炎，就用蛇莓（蛇菠）和刺菠兩種「菠」，搗爛過後煎服。可以清腸道中的熱，使身體局部的紅腫消退。

基本上，服一次消一半，服兩三次後，紅腫基本上就不見了。

如果局部長了疔瘡、腫毒，用搗爛的蛇莓加點蜂蜜直接敷上去，就是專治無名腫毒的要藥。

我們發現被毒蟲咬傷用蛇莓治療效果很好，比如之前，有個孩子被毛毛蟲蜇傷了。他嫌棄地說，這條毛毛蟲又黑又醜。

我說，你知不知道這種又黑又醜的毛毛蟲，將來變成蝴蝶是五彩繽紛，很漂亮啊，愈醜、咬人愈厲害的毛毛蟲，變成的蝴蝶愈漂亮。所以，小時候愈不聽話的孩子，若是教好了，大了愈有作為。

用搗爛的蛇莓加酒敷在患處，那種癢痛熱感瞬間解除。蛇莓就是無名腫毒的剋星，專治毒蟲咬傷。

那個帶狀疱疹呢？治療帶狀疱疹有很多藥可用，像搗爛的含羞草外敷也是治療帶狀疱疹的藥，但只能治療普通的帶狀疱疹。

含羞草又叫什麼草？怕醜草，哈哈。所以，像情緒易激動的高血壓病人，如果面皮還很厚，不怕醜，是不是應該用一用啊？還有精神狂躁，一拍桌子就要打人的人，是不是可以用啊？

含羞草有效果，但是蛇莓的效果更好，全草搗爛直接外敷，新鮮的草藥效果很好。

有人說沒有新鮮的，那等我們百草堂一建立，會採很多蛇莓，曬乾研成粉末，存在罐子裡。一有帶狀疱疹的病人，就裝一小包拿回去用麻油一調，擦在患處。擦在哪裡，哪裡就不敢長疱疹。

藥調好了，首先要擦哪裡？打蛇要打七寸，首先要擦初發的地方。那是「蛇頭」，是帶狀疱疹的頭部，擒賊先擒王！

還有急性乳腺炎。蛇莓、蒲公英各30至50克搗爛後，用水煎服，治療乳房脹痛、急性炎症效果非常好。

還有，蛇莓配墨旱蓮治療子宮出血；脖子上長出的硬結，用蛇莓配牡蠣，專治痰核瘰癧，平時還要多吃海帶，海帶味鹹軟堅、散結、降濁。

## 草藥小補帖

蛇莓，別名蛇泡草、三匹風、龍吐珠、三爪龍、野楊梅、地莓、三葉蔗、爪龍、蛇泡草。味甘苦，性寒。具有清熱解毒、散瘀消腫、涼血止血之功效。主治熱病、驚癇、感冒、痢疾、黃疸、目赤、口瘡、咽痛、痄腮、癤腫、毒蛇咬傷、吐血、崩漏、月經不調、燙火傷、跌打腫痛。

(1) 治感冒發熱咳嗽：蛇莓（鮮品）30至60克。水煎服。
(2) 治痢疾、腸炎：蛇莓（全草）15至30克。水煎服。
(3) 治黃疸：蛇莓（全草）15至30克。水煎服。
(4) 治火眼腫痛或起雲翳：鮮蛇莓適量，搗爛如泥，稍加雞蛋清攪勻，敷眼皮上。
(5) 治咽喉痛：蛇莓適量，研細麵，每服6克，開水沖服。
(6) 治對口瘡：鮮蛇莓、馬櫻丹葉各等量，飯粒少許，同搗爛敷患處。
(7) 治腮腺炎：蛇莓（鮮）30至60克，加鹽少許同搗爛外敷。
(8) 治帶狀皰疹：蛇莓（鮮全草）搗爛，取汁外敷。

第40日

# 血風藤（南雞血藤）

9月6日　晴　湖心亭公園

我早上起來，已經看到落葉，不是被風打落的，而是自然掉落的。見一葉落，而知人間秋涼，飲半盞江水，便曉江湖滋味啊！

昨天我聽說，素梅婆已經八十多歲的老人還天天過來聽草藥，拼命學，卻記性不好，記不住了。

聽到這個，大家都一笑了之，其實我感觸很大，其實二十八歲到八十二歲的距離，一不留神就越過去了。

每年就是這樣，才覺池塘春草綠，階前梧葉已秋聲啊！

好，蛇莓我們就講到這裡，今天要跟大家講的這味藥，是我們嶺南草藥界的一個奇跡，一朵奇葩。為什麼？

因為只要家中有老人，有婦女，都用得上它。而且這味藥既是風溼藥，也是補益藥，還號稱是月子藥。幾個領域都被它占了。

它叫南方雞血藤，具有先補血再祛風的功效，所以它又叫血風藤。

## 關節痛

我曾經看見，有人從山裡出來，摩托車上綁滿了血風藤。就問他，拿這個幹什麼？他說，關節痛，用這個煮水洗一次就好了。

天時變化過後，有人渾身痠痛、沒力，用血風藤加五指毛桃、大棗，煮水服，關節痛就會消失。

它是藤類藥，藤類藥的共性是通經絡，而且把它割開，會滴出紅色的液汁，像雞血藤一樣，煮過後滿盆都是紅色，所以它入血分，補血。

像這種既補又通的草藥，我們用的很多啊！

## 進補上火

有一次病人過來說，吃了四君子加玉屏風散，鼻炎是減輕了，可是有點上火。給他加了血風藤、陳皮。這是老師教的，凡是服補氣血的藥容易上火，就加血風藤、陳皮。

血風藤活血，陳皮行氣，氣血流通，火熱就消除了。就像一個人覺得好煩好悶，到外面走三五公里再回來，煩悶感就消除了，愈是悶在家裡愈難受。

## 膝軟無力

血風藤還有一個很好的名字叫「老人根」。為什麼叫老人根？

老年人的膝關節容易痠軟無力，因為筋、經都萎縮了。用老人根50至100克，「若要身體好，煮水加大棗」，再加大棗煮水服，有助於恢復，這是民間補血、行血最好的小湯方。

## 腰痛

它還有一個很漂亮的名字——紅牛大力，它的作用跟牛大力有得拼，牛大力更多是壯腰力，而老人根強腰血，一個壯氣力的，一個強腰血，它們兩個是絕配。

在我們嶺南尤其是五經富，有五大補腰腎的藥。稱為「五虎將」。

第一，牛大力；第二，巴戟天；第三，五指毛桃；第四，血風藤；第五，金櫻子可以讓腰腿有力，又可以治療尿頻，前幾天才講到。

草醫郎中告訴我，採來新鮮的「五大」，不論什麼老慢病，主方子裡都放一點點進去，效果很好。因為所有病的後期都是脾腎兩虛，都需要補益脾腎。

這「五大」，也是這位草醫郎中治療腰腿痠痛的法寶。他用「五大」泡酒，就是風溼藥酒；用「五大」煮水喝，就是壯腰腿，提高抵抗力的良藥。

他還說，有的時候藥不夠了，只用兩三樣都管用。

有一個風溼腰痛十多年的病人，去珠三角求醫問藥兩年都沒治好，回到家鄉來，就用這五味藥煮水喝，喝個十來劑，腰痛減輕了，再喝了三個月的「五大」藥酒，澈底好了。

他高興得不得了說，早知道這麼好，就不到外面求醫這麼久了。

然後這個草醫郎中真會說話，怎麼會說話呢？

他說，就像吃包子，吃到第七個飽了，你說多虧了這第七個包子，早知道前面六個不用吃了，那怎麼行？

人家不攬功，因為這些天地造化給你的功勞，你只是借用。

所以做人啊，謙虛一點好，謙光可掬。

所以，下等的相人，看形象，通天鼻、招風耳、顴骨高聳、天庭飽滿……。

這只是形法，真正的相法，看的是神。看一個人謙不謙虛，態度放得夠不夠低。謙虛的話，他將來就是步步高升。

雷軍的辦公室誇張一點來說，就像茅草廬一樣。

他說，到現在我都把我放在創業的草創階段，永遠在上升階段。僅此而已，謙虛到極處。

他說，如果給我辦公室搞得很氣派，那是成功者，就要開始走下坡路了。

所以我們學草藥的地方，屋上無片瓦，迎最原始樸素，才有那個幹勁，不然一安逸了，就容易停止進步。

所以修學如撐水上舟，暫歇竿時便下游。若不努力勤精進，何時能夠到灘頭。

不怕苦，拼命撐，苦一下就到灘頭了；怕苦，撐兩下停一下，白髮蒼蒼還在原地打轉，好辛苦啊！

人老老在腰，金昌叔說，我八十多了還能到處跑，除了經常鍛鍊外，我還有草藥護體。隔個一年半載就接受一次「敬孝湯」的洗禮，千斤拔、牛大力跟雞血藤三味藥，專補腰腎通經絡，因為人老老在腰腿，所以給老年人喝這個湯，是在敬孝。如果胃口不開，再加點山楂、陳皮。

所以學中醫，可以把孝道盡得更圓滿，不知醫者不足以為人子，不知醫者不足以為人父，人人都要知醫，才可以照顧孩子、孝順老人。

## 化療後氣血虧虛

廣州一個淋巴癌病人放、化療十幾次，整個人澈底「乾枯」了，體重由一百一十斤掉到八十多斤，嘴唇煞白，三四年不敢回家，怕嚇到人。

打電話來問我怎麼辦。我說，還好我有招，有什麼招？我在學校的時候，最喜歡在圖書館淘寶，閱覽室裡有很多中醫藥報告。

這是我跟楊醫師學習的時候，他告誡我的，他說，學醫不需要到處跑，每天看一份雜誌，一份中醫藥報紙，可以得到很多別人的經驗方。

老先生八十多歲，在我們當地很出名，門庭若市。他上午看病，下午還去農場，他的龍眼林有上百畝，龍眼多得沒辦法摘。

有一次我就在學校閱覽室裡看到，用幾斤雞血藤熬膏，或者熬成糖漿，服用有利於放、化療後氣血康復。

就這個思路，我告訴病人說，用雞血藤熬糖漿，再加幾個大棗。糖漿既可口，又補氣血，還能保護胃。

她吃了一個月，嘴唇變得有點紅潤了；吃了二個月，胖了三斤；吃到現在，已經大半年了，長了十來斤，而且沒有再去放化療，癌症也沒再發作過。

我就想到，原來治療癌症不需要去找那些猛藥、毒藥，普通補氣血的藥才是能伴隨我們走一輩子的藥。

## 貧血

虎峰小學有個貧血的孩子，不能再上學了，要去醫院治療，他媽媽問我該怎麼辦？

我說，有一個小貧血湯，你要不試一下？

小貧血湯，黃芪20克、血風藤20克、當歸5克、大棗5枚、龍眼肉10克。

他喝了一個月，臉色紅潤了，嘴唇不白了，再去檢查數值都正常了，醫生還把這個方子抄走了。

孩子媽媽說，以前煮藥叫孩子喝，都得三請四請，現在孩子主動來問，今天的藥呢？

因為我還在原方的基礎上加了幾片山楂，開胃口。

如果孩子不太喜歡吃藥，放兩樣東西進去，藥就會變得好喝，一個是山楂，一個是羅漢果。

我再跟大家講一個婦人，她有個習慣，經常蹲著幹活，突然間起來，頭暈都要摔倒了。這是一過性腦缺血，血氣不足。

治療起來很簡單，還是用小貧血湯，黃芪、當歸補氣血，龍眼肉、大棗滋陰液。

血風藤能把氣血輸送到全身上下，各個需要的地方。

在我們當地常用五指毛桃代替黃芪，五指毛桃就是南方的黃芪。

她吃了一個星期就見效，睡眠好了，還氣足聲大。最重要的是下蹲去、伏案再起來，頭沒有再暈過，血風藤把氣血送到頭腦，送到腰腿送到四肢，這就是補益藥的絕品。

## 皮下出血

還有一個湖北的婦人，她血小板減少，稍有擦碰，皮下很容易出血，嚴重的時候，整條手臂泛烏青。

她說，做什麼工作都覺得很鬱悶，如果不治好病，就不去工作。

我碰到很多這樣的病例，一定要吃血風藤膏，一次用500至1千克血風藤熬出一個星期的量，放在冰箱保存，可以加點蜂蜜或者糖漿，這是最好的喝法。

她吃了一個多月，皮下出血的症狀大為減輕。以前，一出血止都止不住，得用力按住傷口。現在，出血的傷。很快就凝固了，這就是血風藤補血、止血的效果。

## 小兒疳積

小孩子營養不良，面黃肌瘦，告訴大家這個最好的思路是什麼？是「雙雞」，雞屎藤和南雞血藤。

雞屎藤推陳，雞血藤生新，這個推陳生新湯，專治小孩子營養不良、面黃肌瘦，各類的基本上都管用。

也可以買血風藤糖漿（或雞血藤糖漿）和雞屎藤糖漿兌在一起。

如果飢餓感不明顯，雞屎藤糖放多一點；如果氣虛面白，雞血藤糖漿多放一點。

## 經痛

治療婦人經痛，就一味血風藤熬膏服用，閉經、經痛它通治。

為什麼呢？因為血風藤通補，色紅入血分，大劑量服用，堅持服用。

## 總複習

血風藤治療血液病，無論血虛還是血瘀，例如：貧血、月經不調、閉經、跌打損傷、風溼關節痛、經脈痹阻、四肢不利等，都能用其補血、通脈。

治療貧血，熬雞血藤糖漿，貧血虛勞一切虧虛之疾服後，能夠讓血滿壯。普通補血藥容易使人燥熱，雞血藤在補血的同時又能行氣，所以不會覺得燥熱。

雞血藤常常在湯藥裡起畫龍點睛之用。中風後遺症的病人，氣血兩虛，補中益氣湯加雞血藤50克、黃芪100克。黃芪加雞血藤，一定要重用！一個補氣，一個補血，你身體哪個地方缺乏氣血濡養，它就會把氣血送到哪裡去。

雞血藤治療腰腿痛有三個思路。

第一，痛則不通。

首先用一些藤類藥，例如：雞血藤、絡石藤、海風藤。

第二，不榮則痛。

壯筋骨、壯腰腿的藥，例如：千斤拔、牛大力、五指毛桃。

第三，腎主水，水溼腎容易傷腰腿，所以加入利水溼的藥，例如：炒薏仁、赤小豆、澤瀉、牡蠣。

有一個阿叔說他腰骨痛，平時吃藥嫌麻煩，問我有沒有辦法泡一壺酒，然後睡前就喝一小杯，這樣省事。我告訴他用雞血藤、金櫻子根和巴戟天，三味藥泡成藥酒，阿叔吃了半年，後來腰痛都很少發作。中老年人如果不想吃藥，可以考慮喝這個藥酒。這是一個很好的藥酒方。

再跟大家講，有個貧血的小女孩，面色煞白，記憶力差。我們見她手腳冰涼就知道臟腑缺血，心主血，缺血後大腦和四肢的供血就不好，所以會出現手腳冰涼。對於這個病症只用兩味藥：雞血藤和制首烏，熬成糖漿後加點酒。女孩子，吃了一個月左右臉色變得紅潤起來，手腳冰涼的感覺也隨即消失。何首烏補腎，助於造血；雞血藤補血且行血，酒行藥力，有足夠的力供給四肢。

還有治療子宮肌瘤都知道用桂枝茯苓丸，再加上雞血藤、川牛膝、山楂和黃芪效果更好。這個藥方可以長期服用，這幾味藥對於肌瘤後期的氣血兩虛又有結塊，所以肌瘤的後期要補氣、消肌。我用黃芪和雞血藤補氣血，桂枝茯苓丸分化肌瘤。它們三個組合在一起，再用川牛膝引藥到下面，既能活血又能利溼。

經痛很常見，而無論是哪種類型的經痛，將雞血藤加到辨證方中，都有效果！

為什麼？

不通則痛，血脈閉塞；不榮則痛，體內缺血。

雞血藤服務很周到，如果你沒氣血，它給你補氣血；如果你有氣血，它給你通氣血。經痛，如果遇風冷加重，將其熬水後加酒；如果普通體虛，熬水後加蜂蜜。蜜能補，酒能通。

金昌叔有一個治療周身虛軟無力的方子。勞損中後期，全身虛軟無力，用黨參、黃芪、當歸、雞血藤、山蒼樹和絡石藤；其中前三味藥補脾胃氣血，四肢歸脾所統管，後三味藤類藥善通。

## 草藥小補帖

血風藤別名翼核果、青藤、鐵牛入石、青筋藤、血風根、扁果藤、血寬筋、紅蛇根、牛參、老人根、穿破石。味甘澀，性溫，入肺、脾經，能補益氣血、祛風活絡。治氣血虧損、風溼疼痛、跌打損傷。

廣州部隊《常用中草藥手冊》：「補氣補血，舒筋活絡。治氣血虧損、月經不調、風溼筋骨痛、四肢麻木、跌打損傷。」

《廣西中草藥》：「補血祛風，強壯筋骨。治貧血、風溼性關節炎、腰肌勞損。」

(1)治風溼性腰腿痛：翼核果根、半楓荷、釘地根、穿山龍、雞骨香、軟枝杜（芯）各30克。浸酒一千毫升，常飲。

(2)治慢性肝炎：翼核果根、甜多年根15克、白小娘30克。水煎服。

(3)治各種風溼痹症：翼核果根、血風、絡石藤、虎杖、記羅根、雞血藤、水高麗、釘地根各30克、雞骨香15克。浸酒二千毫升，常飲。

(4)治癱瘓：翼核果根、刺刁根各15克、釘地根30克。水酒各半燉服。

(5)治風溼痛痹：翼核果根、春根藤、血風、吊風、刺刁、桑根、刺茄根各15克、臭黃藤根、山葡萄根各30克、豬腳筒1隻。水濃煎服，每日一劑，連服三至五次。

(6)治久年風氣不癒：翼核果根、穿山龍、吊風各15克、馬胎根、三叉苦、棋糊根、山鹽酸雞各10克、刺刁6克，浸酒一千毫升，常飲。

(7)治久年跌打損傷：翼核果根30克、千下捶20克、刺刁10克、穿山龍、飯筒根各15克、馬胎根10克，浸酒一千毫升，常飲。

本品內服常用量乾品15至30克。

# 第41日

## 佛手柑

**9月7日　晴　湖心亭公園**

今天我們看下一味藥：佛手柑。這一味藥有點不得了，南方特有！

它的名字很好聽，它的長相讓人一看就覺得很舒服。它像佛陀的手，號稱佛手柑。

佛手柑，柑有什麼特點？柑橘，能行氣，疏肝理氣，而且它味道平和，還能健脾化痰。

### 食積

這個藥方是從老先生那裡學來的，用佛手柑、香櫞、陳皮各10克。這幾味藥疏肝、和胃、健脾還能化溼，調理消化系統。它可以平時拿來代茶飲。這茶簡直是酒後痰多者的福音啊！

小孩子吃飯不知香，拿起筷子不夾菜。這是因為有食積。我們前面講過可以用雞屎藤，效果很好。但是食積較輕，想要平時泡茶喝而且味道比較可口，那就是陳皮、麥芽、佛手柑。三味藥各用5至10克。口感好，吃了胃口也好，胃口好百病消。

我在診療的過程中發現幾乎所有人得病都會有三種共通的特點。

第一個沒胃口；第二個沒心情；第三個沒精神。

所有人得病後，總歸都會歸到這裡。

我們需要找出治沒胃口的一系列藥：香櫞、佛手柑、陳皮、麥芽。

而沒心情和沒精神的呢？治沒心情用香櫞、佛手柑、柴胡、鬱金、香附；治沒精神用雞血藤、杜仲、黃芪、當歸、枸杞、大棗，味甘甜的藥能夠益力生肌，吃了會有力量感！

佛手柑三大作用：

理氣止痛。

疏肝解鬱。

消食化痰。

## 咳嗽

很多中老年人咳嗽痰多，用陳皮、佛手柑熬水，這就是最好治療慢性支氣管炎、咳嗽痰多的保健湯法。

## 胃脹

俗話說：木剋土胃發堵，飲食不化變毒物，再好營養也脹肚。

木剋土，木就是肝，肝火犯胃，所以有些人吃完飯，肚子脹，並不是吃了不乾淨的東西而是心太急；人心一急，胃會脹氣。

胃，以降為和。

張仲景講諸嘔吐，穀不得下，小半夏湯主之，就生薑配半夏，用佛手柑加薑半夏治療胃脹，能降陽明胃積。

想把孩子養得特別好，要常備佛手柑，配合一點點茶葉，每隔兩三天給孩子泡一壺，孩子胃口就不會差。

孩子的胃口好了就很少生病。

保健方不一定要用很多補藥來提高抵抗力；只要提高他的消化能力即可！有些人說要提高抵抗力，要用黃芪、黨參。其實對孩子來說，反而不能輕易用黨參、黃芪、枸杞。

這三味藥對孩子來説藥力過大，經常服用容易引起早熟。這時消化的藥就是補藥，消化好了，營養就高，消化不好的話，再好營養也會變毒物。

佛手柑、陳皮和茶葉加在一起，就是小孩的助消化藥。不亞於健胃消食片。

## 胃痛

治胃痛，用佛手柑配延胡索。如果説胃脹是由於氣滯，那麼胃痛則是有瘀滯。李時珍講過，心痛欲死，速覓延胡。

元胡止痛片的主要成分是延胡索。用佛手柑來泡茶，送服元胡止痛片，治療普通的胃痛效果可謂立竿見影。

佛手柑中含有很強烈的芳香精油，尤其是葉子。因此葉片做藥能疏肝理氣，果實能夠健胃消積。

## 總複習

佛手柑它可以治胃病，「養胃五點」配上佛手柑茶，基本沒有治不好胃痛胃脹。

養胃五點就是「少點、慢點、淡點、軟點、暖點。」

我去國學館講課的時候，一個病人反映說：「老師你這個養胃五點值千金。」我跟他說不止千金。三年的胃病，用養胃五點加陳皮、佛手柑、麥芽來泡茶，就能喝好。

如果胃冷，吃涼的食物後不舒服，加薑、肉桂。

如果胃熱、反酸，加黃連1至2克、蒲公英5至10克。

我在汕頭講課時，一位老師咳嗽痰多，很典型的肺中痰濁壅盛。我讓她用陳皮、麥芽、佛手柑泡茶。麥芽疏肝，肝能生風。

陳皮化痰順氣，能夠降濁；佛手柑疏肝和胃。這茶喝下去胸開鬱解，痰濁就像風吹雲散一樣。

凡暴飲暴食，或暴喜暴怒引起的痰濁，就用佛手柑。

孩子厭食、不愛吃飯、胃脹、食慾不振，用佛手柑、皮芽、山楂、陳皮。這是黃金搭檔，毒門治療食慾不振。一個泡茶方解決了一家人的煩惱。

如果胸肋有問題，一個要找肝，另一個要找胃，肝胃不和胸肋痛。木土相剋，肝胃不和，胸肋就會作痛。我們要找疏肝降胃的藥，那就是佛手柑這味藥。它的作用相當於小柴胡疏肝散，柴胡疏肝，枳殼降胃。

五經富的村裡都種有佛手柑，而且他們還做佛手柑茶。

佛手柑跟陳皮一樣，你只要保存得好，愈陳久，降濁的力量愈好。

人生四大病：外感、飲食、情志、疲勞。

佛手柑它已經治療了兩大病。佛手柑能調節飲食和情志，因為它一能疏肝，二能降胃，如果它再配合香附、鬱金，那就是解鬱者的良藥；如果它再配合蘇葉、生薑，它就是治外感、飲食、情志的組合。

用佛手柑配點參粉，給易疲勞的病人，尤其對於現在好多疲勞駕駛的人來說，簡直是良藥。微微有點芳香的，能開胃，能提神的就是佛手柑、陳皮兩味藥，開胃提神還不夠啊，還得有精力，再加黨參、大棗。另外男病人加枸杞，女病人加龍眼肉。大棗、枸杞、龍眼肉喝茶的時候一起嚼服。佛手柑的芳香之氣讓人衝動，佛手柑配陳皮，這樣泡茶不會太刺激，因為刺激過後，後面更虛。

感冒初起，氣滯畏寒怕冷。用佛手柑、蘇葉、生薑，能開汗孔。

遇到鼻炎，用四君子加黃芪、陳皮、炒麥芽、佛手柑、神曲。

肝炎用佛手柑10至20克加敗醬草治療。佛手柑入肝，敗醬草可以降濁；佛手柑順其性，敗醬草降其濁。

還有小孩疝氣痛，用小茴香、橘子核、陳皮和佛手柑，各抓5至10克，泡茶或者煮水給孩子喝。即使疝氣痛得厲害，吃下去後，痛能就緩解了，因為這些都是行氣中的佳品。如果孩子覺得痛得實在厲害，你再調點糖，甘能緩急。

**草藥小補帖**

佛手柑又名枸櫞、香櫞、佛手、蜜筩柑、蜜羅柑、五指柑、福壽、福壽柑、手柑、佛手柑根。味辛、苦、酸，性溫。疏肝理氣，和胃化痰。治肝氣鬱結之脅痛、胸悶、肝胃不和、脾胃氣滯之脘腹脹痛、噯氣、噁心、久咳痰多、胃痛、嘔吐、噎膈，並能解酒。

(1)治食慾不振：佛手柑、枳殼、生薑各3克、黃連爪9克。水煎服，每日一劑。

(2)治肝胃氣痛：鮮佛手柑12至15克，開水沖泡，代茶飲；或佛手柑、延胡索各6克，水煎服。

(3)治溼痰咳嗽：佛手柑、薑半夏各6克、砂糖適量。水煎服。

(4)治鼓脹發腫：香櫞去瓢200克、人中白150克。共為末，空腹白湯下。

(5)治婦女白帶：佛手柑25至50克、豬小腸33公分。水煎服。

佛手柑根：

(1)治十二指腸潰瘍：佛手柑鮮根30克、醋製鱉甲粉9克、豬心1個。水燉服。

(2)治癲癇：佛手柑根30克、雌白絨雞1隻，宰淨。燉服。

(3)治男人下消、四肢痠軟：鮮佛手柑根15至24克、豬小肚1個，洗淨。水適量煮服。

第42日

# 梅肉草

9月8日 晴 湖心亭公園

今天要跟大家講的這味草藥，梅肉草，也叫蝨母頭。

## 腰痛

梅肉草，擅治腰痛，當地農民百姓多有因為挑擔導致腰部扭傷，無論是急性還是陳舊性，用梅肉草、大棗、黨參煮水，吃幾次腰痠痛就能好。

我治療筋骨疼痛，就用黨參配合威靈仙，一個補一個通。如果病人不疲勞，不受這些風寒溼冷寒，那麼他不會痛。再用酒炒艾葉或者苦刺心外敷，知道這些基本上就掌握住了民間常規頸肩腰腿痛的治法。

## 創傷

梅肉草有一個神奇的名字叫生肌草，又叫皮肉草。生肌草是什麼？它能讓傷到的肌肉長好。

有一個病人做完手術過後，腰很痛。我說，手術肯定會傷到肉，叫他用梅肉草100克加幾個大棗，煎水服用，因為大棗也能壯肌，吃完後腰不痛，手術沒有疤痕。

另外農民在山裡幹活的時候，用鐮刀時不小心，手就被劃到，肉一割開來有時能見到白色的骨頭。

這時將梅肉草搗爛，加一點紅或者消山虎。

消山虎、一點紅起消炎的作用，梅肉草生肌。一個能長肉，一個能讓它不發炎，傷口就會好得很快，一個星期傷口即可癒合。

## 感冒

普通的感冒發熱，傷風感冒、發熱，用金銀花、連翹加梅肉草。金銀花解表，連翹能清肝肺的熱。梅肉草呢？它能提高你的體力。

## 倦怠之力

正因為能提高體力，因此它有一個特殊的功效：治療勞倦之力。

梅肉草加仙鶴草跟大棗，二草一棗湯。這叫疲勞湯。

一個開長途車的病人，他總覺得頭暈，我讓他用仙鶴草、大棗、梅肉草、黃芪四味藥泡茶。

## 結石

治療結石，用車前草加貓鬚草。

結石的病人容易反覆，尤其病人體質差，用這個方法：梅肉草、黃芪、車前草、貓鬚草。貓鬚草、車前草管利尿；黃芪、梅肉草管扶正。煮水後，一個月喝二、三次。

梅肉草、黃芪是專門加強體質的，體質不好，體內汙濁排不出去，車前草跟貓鬚草專門幫助將汙濁排出體外。

## 瘡瘍

皮膚生瘡，將梅肉草搗爛敷在上面。如果瘡已經破潰，梅肉草中還要加雞蛋清或蜂蜜，雞蛋清蜂蜜它能甘甜益力生什麼？生肌肉。

瘡癰破潰、局部燙傷都可以用這個辦法再輔以蜂蜜或雞蛋清敷在上面，既沒有瘢痕，肉又長得好。

## 胃潰瘍

梅肉草既能外用又能內服，對於嚴重胃潰瘍的病人，梅肉草、白及各10克。局部胃修復得很快，它黏黏的就像一團肉，所以說它為什麼叫皮肉草。

## 總複習

梅肉草，嚼爛後黏黏的，像嚼梅肉一樣，很有梅肉的黏黏的感覺，能夠生肌長肉，所以它有一個很好聽的名字叫「生肌草」。

這味藥可愛之處在於扶正跟祛邪同時進行，有一位糖尿病病人，已經發展成糖尿病足，足部潰爛兩月餘，我讓他去拔梅肉草、墨旱蓮。墨旱蓮止血，讓傷口不再滲血，並且還能消炎，另外它還能補腎。兩味藥搗爛兑蜂蜜敷在創面，一個多星期就能見好。

胃潰瘍、十二指腸潰瘍、腸炎等疾病，腸道黏膜壁發生病變，潰瘍面像黃豆粒大小，這時用黃芪加梅肉草，這個組合非常棒。黃芪生肌益力氣，梅肉草能清熱利溼、消膿腫。兩味藥結合後治這些疾病，效果非常好。

遇上慢性病，下手治療，永遠的主旋律就是「扶正」。治慢性鼻炎，我用梅肉草、仙鶴草、大棗先把抵抗力「扶」起來，加一味引藥——蒼耳子，能開竅，這就是慢性鼻炎的小湯茶方。

慢性中耳炎，用梅肉草、大棗、黃芪和菖蒲可以開耳竅。

慢性胃炎，用梅肉草、黃芪、大棗和蒲公英。

慢性肝炎，用梅肉草、黃芪、大棗、穿破石，疏通肝膽系統。

慢性病久治難癒的原因是脾腎兩虛，所以梅肉草、仙鶴草、大棗再加黃芪可以補脾腎。這裡面你拿出兩味藥、三味藥、四味藥都管用。

如果遇上慢性結石的病人，泌尿系統結石、腎結石，要用梅肉草100克加貓鬚草50克，這是一個很值得推廣的經驗。因為，可怕的不是結石，而是結石形成的原因，很多人有結石體質，一是因為好吃，身體血液濃稠度會增加；二是懶動，血液流動性會變差。

就像河床一樣，如果濃稠度增加，流動性變差，泥沙就會淤積。如何治理河道？在我們五經富，有一條龍江，一個月左右，就大放水一次。水壩放水，帶著那些泥沙就沖下去，保持河床的乾淨。如果泥沙不沖走，河床愈積愈高，水都可能淹到鎮子上。

我們治療泌尿系統結石和治理河道都是一個道理，要利水，利小便。長期尿頻尿無力的病人，要靠黃芪、梅肉草補充力氣，再加上貓鬚草、車前草……隨你變化使用，就是結石體質的良方。

結石病人，第一要注意個人體質，第二注意當地水質問題。

有結石病人說，沒辦法長期來看病。問我，有什麼可以長期保健吃的湯藥。

我說，有啊，長期保健吃的藥裡黃芪是首選，還有梅肉草、黨參、大棗這些補益藥，再加上貓鬚草、車前草。

一個月之後，他的親戚跟我說，他排出了七八顆黃豆粒那麼大的結石，不僅這樣，原來偏高的血壓也正常了。

我們這個時代，我總結出來兩種病，一種是勞損病，是勞累過度後疾病發作；另一種是急火病，莫名其妙心浮氣躁、暴躁如雷、煩熱難寐。勞損病我用黃芪、甘草、梅肉草、大棗、仙鶴草這些藥來配對。急火病我用四逆散。

如果能靈活掌握這些草藥，治療慢病就能立於不敗之地。

以後我必定會寫兩部書，一部是《急火攻心》，另一部是《諸虛勞損》。所以寫書要切中要害，這個時代最容易出現的疾病就這兩種。

還有治療腹瀉，要用梅肉草和刺莧，刺莧可以將毒濁排出，梅肉草可以扶正氣。腹瀉久不癒，梅肉草、刺莧扶正祛邪。

**草藥小補帖**

梅肉草別名硬枝枚肉草（汕頭）、皮肉草（潮州）、生肌草（潮安、揭陽）、蝨母頭、生毛英仔草（潮陽）、小號蝨母頭仔（普寧）、黃花蝨母頭（揭陽）。味甘淡微澀，性平，無毒。內服消風散氣清熱止痢；外用拔毒生肌。入脾經。

主治感冒風熱、赤白痢疾、腹瀉、頭風痛；外治皮膚瘡癧腫毒、已潰瘡瘍。

(1) 治風溼性關節痛：軟枝膠播15克、臭黃藤根、山梅根、山葡萄根各10克，水煎服；軟枝膠播頭、桑樹根、釘地根、山葡萄各15克，水煎服。

(2) 治腸胃風熱作痛：軟枝膠播、蛇舌草、刺莧頭各15克、蚶殼草10克。水煎服。

(3)治坐馬癰：軟枝膠播鮮葉適量、活蝸牛7隻，共搥爛，敷患處，日換藥一至二次。

(4)治胎毒、溼疹、頭瘡：軟枝膠播、豬母菜水煎外洗患處。

(5)治癧腫：軟枝膠播、白花磨其草各適量和紅糖搗爛外敷。

(6)治指療疔：鮮軟枝膠播適量，酒少許，搗爛敷患處。

(7)治癰毒瘡腫：鮮軟枝膠播、白東楓、過江龍、龍膽草、葉下紅各適量和紅糖，搗爛外敷患處。

(8)治膿腫作痛、不出膿：鮮軟枝膠播，搥爛外敷。如瘡口較大，酌加少量三黃末或龍膽草共搥爛，外敷患處。

本品內服常用量鮮品根21至45克，乾品根15至21克；外用適量。

# 第43日

## 穿破石

**9月9日　晴　湖心亭公園**

今天要講的是穿破石。這味草藥在我們南方，號稱一絕。

我走遍群山，才把它找到，移植到門口，以後我們就可以引種了。

我們南方人說，穿破石不畏艱險，不怕頑石擋路，它那股穿破的勁，它的根可以從頑石縫隙裡頭來回穿破。

在當地有一個老郎中八十多歲，用穿破石加新鮮的魚腥草各30至50克煮水，治療肺內癰瘡，鮮藥對膿腫熱毒效果好。

穿破石在我們當地也叫黃石根，因為穿破石的根是金黃色，像在地下游走的一條蛇。

### 咽喉疾病

老人家說「爛喉嚨」，用穿破石加白英各30至50克。白英對食道癌、肺癌有一定的療效。白英把穿破石的藥性引到肺和咽喉，穿破石可以活血通經、祛風利溼，將局部的痰濁、堵塞破開。

病情重的要加蚤休（七月一枝花），所有嚴重的瘡癰都可以用這味藥。這味草藥據說是李時珍去採藥時發現的，像樓房一樣，有兩層，所以它的名字也叫重樓，可以說一切瘡腫碰到它了就「退休」了。李時珍當時長期勞途，導致腳部長瘡腫。他用了幾次普通的草藥瘡口都沒有癒合，直到發現了蚤休，把它搗爛敷上去才好。

後來他賦詩一首：

**七葉一枝花，深山是我家。**
**癰疽如遇此，一似手拈拿。**

「破積之藥產高峰」，蚤休這味藥，就長在海拔比較高的深山裡，經得起暴風雨雪的打擊。體表的癰瘡可以用蚤休，體內的膿毒也可以用。瘡癰腫毒、局部發炎潰爛，用穿破石加七月一枝花。

以後可以做一個「癰瘡手拈散」，它治療癰瘡就像手指捏起一朵花一樣輕鬆。

所以，治療體內包括咽喉、食道、肺、胃的瘡癰腫毒，穿破石加七葉一枝花，就是最好的搭配。

## 肺病

老人家又說「爛肺」，用穿破石配蒲公英。老人家的治療思路非常清晰，蒲公英清肺熱，治標；穿破石增加局部的通透性。如果病人體力不夠必須加五指毛桃、黃芪。這樣一來，肺部就能慢慢修復好。

## 肝膽病

如果是「爛肝」的肝臟炎症、膿腫呢？穿破石專入肝，為什麼呢？

穿破石身上長滿刺，帶刺草藥多入肝膽系統。帶刺的草藥有膽有識，在哪都不怕。有人膽子比較小，就用黃芪加上帶刺的穿破石，再加點辛辣的細辛1至2克，吃下去就能壯膽。

到時候，會發現藥性如人性，人有喜怒憂思悲恐驚，七情之人，有人喜，有人憂，有人恐懼，有人大小膽，是說一個人到夜晚的時候膽子很小，平時脾氣都很大。就好像窩裡橫，一到外面就夾著尾巴，這怕那怕，這樣的人很多。

對於這些情志之病，我們要怎麼樣從中藥世界裡頭，開發出一些草藥來療癒，這是一個大課題。

所以在我這裡課題很多，根本沒時間應酬。

## 腸病

講完肝，再講腸。

塘背村有一個十二指腸潰瘍的病人，痛得很嚴重。我當時去鴨母湖村出診，他慕名而來。我一劑藥下去他就不痛了，驚呼為神。

我用的是穿破石、敗醬草加四逆散。黃芪扶正，穿破石通經絡，敗醬草能祛除咽喉到腸胃的毒濁。如果是毒熱實證，加蒲公英或紅藤；如果是虛證，加梅肉草；如果經絡不通，加皂角刺。

## 咯血

我還治過七八例肺結核咯血的病人，有一例在上車村碰到了，他吃了藥咯血有減輕，藥裡面用穿破石、墨旱蓮。

## 虛勞

江浙地帶的勞力之人，過年回家會熬一大鍋穿破石，全村一起喝，平時渾身痠痛，喝完就舒服了。

我擬了一個「諸虛勞損方」（穿破石、黨參、大棗）。補加通，不上火，治療跌打損傷、局部發炎、勞力損傷。能喝酒的人，喝這碗藥的時候再加半杯酒，一覺醒來，疲憊感全消，讓你又恢復年輕的感覺。

## 跌打損傷

以前我們雪地山村裡尚武成風，每個人都有跌打損傷，老人就用穿破石和苦刺心，煮水後加酒，喝下去局部瘀青腫塊就會消退。

## 癌症

再跟大家分享「癌瘤糖漿」，這不是我們的專利，是潘老師研究草藥一輩子得出來的成果。

不管是食道癌、胃癌、肺癌、腸癌、肝癌、胰腺癌、膀胱癌……都用三味藥：穿破石、蚤休、半枝蓮。三味藥各30至50克煎水製成糖漿。

這三味藥可以說是治癌的猛將。

## 總複習

如果把治病像打仗那樣來看待，穿破石它就是藥中的「突圍先鋒」、「尖刀兵團」。它身上帶刺，根又善於在石頭縫隙中穿行。

急慢性肝炎用穿破石、五指毛桃、葫蘆茶。這三味藥是治療各種急慢性肝炎的特效組合。這三味藥代表三個方法：葫蘆茶代表降濁法；穿破石代表通透法；五指毛桃代表補益法。

有一首打油詩：「只有正氣弱，更無邪氣強。扶得正氣旺，百邪跑光光。」

意思是人只有正氣弱才會得病，正虛則留積。

曾經有一個厭食的孩子，面黃肌瘦，家人說吃了好多消積藥不管用。後來他來找我，我告訴他要反其道而行，用黃芪、黨參、枸杞泡茶。有時不一定要在積上用藥，要辨明積是怎麼生出來的：正氣弱。

正氣弱，腸胃蠕動無力，正盛積自消，更無邪氣強。因此不能只看到邪氣強的假象，而要把正氣扶旺，才能百邪跑光光。

穿破石的外觀特點：根金黃，枝幹帶刺。

治療跌打損傷，要用它的根皮，如果能削出它的根皮，用5至10克即可。如果用整棵的話，要用到20至30克，水酒各半煎服。打傷過後局部瘀血，服用這個藥恢復特別快。首先它可以活血通經，促進瘀血吸收。其次，它可以軟堅散結，使局部炎腫消下去。

有些孩子容易得溼疹，而且久治不癒。這時用一味新鮮的穿破石即可。治溼先通經，經通溼自癒，治療這些溼毒，你要把經絡打通。這個過程就好比種田，鄉下田地溼氣很盛，農民在耕田的時候，有一片地如果靠近水邊，就容易溼漉漉的。那麼第一次下田不是去種菜，也不是除草，而是去挖水溝。水溝挖得四通八達，荒田就能變良田，所以有一句話叫水利不興，農業不穩。

所以田地裡頭水道搞通暢過後，那些莊稼就能長得好，人體也是這樣，現在得溼疹的病人那麼多，為何？

久坐、玩手機、開車，久坐膀胱經容易堵住，水溼之邪不能及時利出去，就會從皮膚向外泛。另外以前有一個腰痛的病人來找我，我告訴他腰痛不單要吃藥，還要練「兩手攀足固腎腰」。具體做法如下：腿不要彎曲，然後手放到地上。膀胱經疏通，腰痛就解除。膀胱經乃人體水道，排濁之用。這條經脈疏通後，渾身都會很舒服。

一個皮膚病特別嚴重的病人，我給他用麻黃連翹赤小豆湯。麻黃、連翹能夠開表解毒。有人會好奇赤小豆也能用來治皮膚病？原因很簡單：利尿。赤小豆，色紅屬火能入心，而諸痛癢瘡皆屬於心。再者，膀胱者，州都之官，水道出焉，腠理毫毛其應，人體水道、尿道、膀胱跟皮毛相通應。如果膀胱水道通暢，就會很少患皮膚病。

有人久坐不動得溼疹，除了給他治溼之外，一定要開通膀胱經。好比我們修水道的時候，在田地裡架一座橋，而且橋底下我們會挖得很深，這裡如果堵住了，你裡面再四通八達都沒用，都會積水。所以要開下游，我們用穿破石配合地膚子。

地膚子《藥性賦》載：「地膚子利膀胱，可洗皮膚之風。」它能利膀胱，讓膀胱通利；能夠止皮膚之風，洗皮膚裡的搔癢風氣，膀胱水道暢通，皮膚就沒有癢痛。

穿破石配合地膚子是治療「溼疹腫痛癢瘡」的一個妙對組合。

## 草藥小補帖

穿破石別名柘根、川破石、地棉根、退殼、黃龍退殼、牽牛入石、金腰帶、黃蛇根、山荔枝、千重皮。味微苦，性平。止咳化痰，祛風利溼，散瘀止痛。主治：風溼筋骨痛、跌打損傷、腰肌勞損、貧血頭暈、四肢麻木、月經不調等。用於肺結核、黃疸型肝炎、肝脾腫大、胃、十二指腸潰瘍、風溼性腰腿痛；外用治骨折、跌打損傷。

⑴ 治肺痛、風溼：穿破石、鐵包金、甘草，同煎服。

⑵ 治體虛白帶：柘樹根50克。水煎服。

⑶ 治挫傷：蕒芝根和糯米搗敷。

⑷ 治小兒心熱、重舌、鵝口：柘根(銼)5升。以水五升，煮取二升，去滓更煎，取五合。細細數之，數數為之。

⑸ 治療急、慢性肝炎：取穿破石1千克、五指毛桃250克、葫蘆茶150克，加水浸過藥面煮二次，藥液合併濃縮至一千五百毫升，加白糖300克及防腐劑，靜置過濾。每次四45毫升，對急性黃疸型肝炎及較重的慢性肝炎日服二次，輕症慢性肝炎日服一次，均以三十天為一療程。經治

七十二例，臨床治癒三十五例（急性黃疸型十七例，慢性肝炎十八例）；好轉二十五例（急性黃疸型六例，慢性肝炎十九例）；無效十二例（慢性肝炎）。

# 第44日

# 骨碎補

9月10日　晴　湖心亭公園

我們今天要講的這味草藥號稱跌打傷科奇藥，既是補腎藥又是怯風顯藥，更是止痛藥，它的名字叫：骨碎補。

只聽名字就知道它治療骨科骨傷的，按字面理解就是骨打碎了，它可以幫你補回來。

## 跌打損傷

治療骨傷復位後局部還疼痛，可將骨碎補搗爛後加一點苦刺心或生薑，能通經絡；局部是紅腫，加苦刺心，降火消炎；局部已經瘀青，加生薑溫通經脈。所以治跌打損傷要看局部是瘀血偏重，還是炎症偏重。與此同時，要用骨碎補泡酒，一味骨碎補酒就是骨傷康復後遺症的最好藥酒。如果你想要它更完美，加熟地，因為加熟地過後味道好，還可以加杜仲。

藥酒不但可以喝下去，還可以在外面敷，內外兼施恢復得比誰都快。我們當地的醫院做了一組對照實驗。

第一組：在醫院裡用常規消炎藥，骨折復位後綳帶固定，讓病人靜養兩三個月。

第二組：在醫院裡用常規消炎藥，骨折復位後綳帶固定，再加中藥：骨碎補、熟地、杜仲等。

病人出院前拍CT，通過對比發現用中藥的那組骨傷之處長得很好，那瘢痕縫隙很小。這可以說明中藥在骨病康復過程中的修復功能。

腎主骨，骨碎補、熟地和杜仲都能補腰腎，想要恢復得快還要健脾胃。健脾胃，氣血生化有源，在不補腎的情況下，骨頭修復依然有力。但是起跌打傷的骨折，要用些活血藥並且後期恢復就一定要補脾腎。

初起腫痛要活血，後期恢復補脾腎，這是口訣。

病初起大多用通法、泄法；病日久，大多用補法、壯法。

## 雞眼

有些人由於穿緊窄的鞋靴或畸形的足骨可使足部遭受摩擦或受壓部位的角層增厚，且向內推進，成為頂端向內的圓錐形角質物，稱為雞眼。用骨碎補搗爛後泡在高濃度酒精中半月以上，這時將雞眼用溫水泡軟，再把那些外皮輕輕削去，最後將藥汁擦上去即可。

骨碎補不但能夠強壯腎和骨，還能祛風溼、止痹痛、活血。

## 治風溼關節痛

多數老年人都有風溼關節痛。通常我們用威靈仙，因其宣風通氣，但是威靈仙加骨碎補，一補一通，效果就更好。

我們有的時候用杜仲加威靈仙，有的時候用枸杞加威靈仙，作用相同，都能夠補腎通絡。

風溼關節痛，第一治關節，關節屬於骨所主；第二治風溼，治風溼就用威靈仙，治關節用骨碎補、杜仲、枸杞。這兩類藥搭配在一起治療老年風溼關節痛，加在辨證方裡往往有妙筆生花、畫龍點睛之效。

遇到骨質增生、退行性病變、缺鈣、腎虛，大家要想到它，碎骨可補，這味藥專門治療骨虛。

## 牙病

有個病人牙痛，用普通的牙痛藥沒有效果，病人說自己滿口牙痛。如果只是一顆、兩顆牙痛，那你可能是上火了，但是滿口牙痛一定是腎虛，牙齒鬆動。

老師讓他用骨碎補60至80克，一味藥煎水後吃下去。後來病人複診時說第二天牙齒就不疼了，再吃幾天牙齒都沒那麼鬆動了。

這個病例中，骨碎補一味藥60至80克，超越常規劑量。病人在大補腎氣後，牙齒就不會鬆動；大壯腎經過後牙就不痛，這種叫「不榮則痛」。原因是骨沒有受到滋養，腎精滋養了，牙齒就會鬆動疼痛，並且這種痛是隱隱作痛，而不是劇烈作痛，也叫虛痛。這種痛的特點是，按之緩解，也就是說那些痛，你喜歡去按它摸它，這是虛痛，要用補藥。

反之是實痛。你要用瀉藥、通藥、清藥、利藥。

急痛的病人，痛處碰都不敢碰，就用海金沙煮水。

隱痛的病人，得吃參苓白朮散，而且要吃一、二個月，雖然吃了一兩次症狀有所緩解，但是要吃一、二個月才能穩定下來。

審病當明虛實，調藥當分補瀉。方向不能錯。

有人輸液後會有耳鳴，重則耳痛。一位老先生用過白蛋白注射液回來都痛。

老年人的體內陽氣不足，耳竅就會癢痛。我讓他用骨碎補、生薑、大棗煲水，骨碎補30至50克，薑棗適量。

老年人耳痛、牙齒鬆動都可以通過補腎調理，腎主骨，牙齒也屬於骨，而且腎開竅於耳。

**總複習**

有一位老師，經常熬夜牙齒痛，疼痛難忍。如果是一兩顆牙痛，可能局部炎症，但是三四顆連著痛，必定是腎虛，而且經常熬夜。

我給他用骨碎補50克、白芷10克，兩味藥煎水喝，一劑藥下去就好了。第二天他發短信來說，牙不痛了。

骨碎補、地骨皮、白芷是鳳陽草醫的止痛三藥。腎虛還要加補骨脂，為什麼呢？因為腎主骨，而齒呢？牙齒是骨的精華所聚。如果骨實營養充足，牙齒才堅固。

補骨脂、地骨皮、骨碎補，都是讓牙齒堅固；再配白芷，藥力能夠深入，達到通竅止痛的目的。

我們當地有一個老奶奶八十多歲，耳朵嗡嗡作響。她來看病時說：「耳鳴煩死了，就像早上晚上都有知了在耳朵裡叫。」

這其實就是腎虛的表現，腎開竅於耳，我開給她六味地黃丸加骨碎補。六味地黃丸加骨碎補，乃是治療老人久病腎虛耳鳴的特效藥。腎虛也會導致牙齒鬆動。

後來她來複診，對我說：「奇怪，吃了這付藥後她的牙都沒那麼痛了！」

六味地黃丸加骨碎補，耳鳴、牙痛、腰痠、風溼關節痛都能用。

還有一些體質比較差的人感冒，去醫院輸消炎藥後，雖然退熱了，但是耳朵會不舒服；尤其是服用涼利藥、消炎藥後引起耳朵不舒服，例如耳鳴、耳癢、耳痛，用骨碎補20克、生薑3片，煮水喝下去能好。

骨傷骨折後修復，要用四物湯加骨碎補，還要加一味藥：筋續斷。

有一個關於骨碎補的對聯可以幫助大家記憶藥物配伍：「骨碎可以補，筋斷可以續」。這兩味藥組合在一起，就是接筋續骨黃金搭檔二藥組。

對於筋骨方面的損傷，如骨折、挫傷等，復位後用骨碎補、筋續斷（川續斷）熬藥喝。這兩味藥能使受損局部恢復如初，骨頭會長得更固密。跌打損傷，局部瘀腫，新鮮的骨碎補、梔子各50至100克，搗碎後炒熱加黃酒。製好後敷在患處，腫、痛、瘀同時消。損傷後的炎症表現為腫、痛、瘀；腫，用梔子消炎消腫；痛，用骨碎補活血止痛；瘀，用酒局部行氣活血。

大家看到疾病要去分析這種疾病是什麼表象。比如說骨折以後的傷痛，肯定有瘀血，所以要用酒；修復腎中精華不足，要用骨碎補；局部會紅腫發熱，要用梔子，清三焦之火。

病人一定會有疼痛，那麼如何緩解疼痛？

我們在藥酒中加細辛。細辛或苦刺心，消腫定痛。骨碎補用途非常廣泛，治療中老年人風溼關節炎，特別是好多老年人頸肩腰腿痛。我在給病人補中益氣的前提下，加骨碎補、枸杞、杜仲效果很好，脾腎並補。

頸肩腰腿痛，痛在肌肉，補中益氣湯，補足肌肉力量。而嚴重的疼痛會入筋骨，這時再用能夠穿筋透骨的藥—骨碎補、續斷、威靈仙。

這幾味藥組合在一起，老人家一吃，原本在天氣變化時，患處局部疼痛會加重，現在就會好很多。

骨碎補總的來説，是補腎壯骨、祛風除溼、活血止痛，三大功用。用藥時切記圍繞這三大功效，才能夠做到活學活用。

下面利用之前講過的內容再分析一下胸肋脹痛。

生氣導致的脅肋脹痛，氣被裹在脅肋之間，我們首先用橘葉將其破開，然後用薤白讓他放屁，氣排出就好了。如果氣裹久了，會成為一個結節，這種結節是由痰邪、水溼凝集在一起產生。這時要用白芥子，由於時間過長已經產生毒熱，用龍膽草瀉之；嚴重的毒熱要加蚤休，毒熱清除，胸肋自然就不痛。

肝鬱化火所致肋痛，脈象實、弦，治療時用丹梔逍遙散沒有效果就要換一個思路，用藥力更強的藥例如：穿破石、丹參、七葉一枝花。穿破石和丹參起行氣活血之效，七葉一枝花能解百毒。

這三味藥標本兼治，既能治肋痛還能調情志。如果病，人情志不調，硬結還會再生。

## 草藥小補帖

骨碎補，別名為崖薑、岩連薑、爬岩薑、肉碎補、石碎補、飛天鼠、牛飛龍、飛來風、飛蛾草。味苦甘微澀，入肝、腎經。補腎強骨，續傷止痛。用於腎虛腰痛、耳鳴耳聾、牙齒鬆動、跌僕閃挫、筋骨折傷；外治斑禿、白癜風。

(1) 治腰腿疼痛不止：骨碎補50克、桂心75克、牛膝（去苗）1．5克、檳榔100克、補骨脂（微炒）150克、安息香（入胡桃仁搗熟）100克。搗羅為末，煉蜜入安息香，和搗百餘杵，丸如梧桐子大。每於食前，以溫酒下二十丸。

(2) 治耳鳴，亦能止諸雜痛：骨碎補去毛細切後，用生蜜拌，蒸，從巳至亥，暴乾，搗末，用炮豬腎空心吃。

(3) 治腎虛耳鳴耳聾、並齒牙浮動、疼痛難忍：骨碎補200克、懷熟地、山茱萸、茯苓各100克、牡丹皮100克（俱酒炒）、澤瀉40克（鹽水炒）。共為末，煉蜜丸。每服25克，食前白湯送下。

(4) 治牙痛：鮮槲蕨（去毛）50至100克。打碎；加水蒸服。勿用鐵器打煮。

(5) 治金瘡、傷筋斷骨、疼痛不可忍：骨碎補（去毛，麩炒微黃）、自然銅（細研）、虎脛骨（塗酥炙黃）、敗龜（塗酥炙微黃）各25克、沒藥50克，上件藥，搗細羅為散。每服5克，以胡桃仁半個，一處嚼爛，用溫酒一中盞下之，每日三至四次。

(6) 治跌打損傷：猢猻薑不以多少，生薑半之。上同搗爛，以罨損處，用片帛包，乾即易之。

(7) 接骨續筋：骨碎補200克。浸酒五百克，分十次內服，每日二次；另曬乾研末外敷。

(8) 治挫閃：骨碎補100克。杵爛，同生薑母、菜油、茹粉少許，炒敷患處。

(9) 治關節脫位、骨折：在關節復位或正骨手術後，取槲蕨（去毛）和榔榆皮搗爛，加麵粉適量，搗成糊狀，敷傷處，二至三日換藥一次。

(10) 治跌打損傷、腰背、關節痠痛：槲蕨（去毛）25至50克。水煎服。

(11) 治闌尾炎：鮮槲蕨（去毛）400克，切碎，加大血藤25克、紅棗200克。水煎服。

(12) 治斑禿：鮮槲蕨25克、斑蝥5隻、燒酒150克，浸十二天後，過濾擦患處，每日二至三次。

(13) 治腎虛久瀉：骨碎補適量，研為細末，每次6克，入豬腎內煨熟，食之。

第45日

# 鵝不食草

9月11日　晴　湖心亭公園

今天我要講的這味草藥叫鵝不食草。鵝不食草它究竟有多厲害？它號稱鵝看到了都不吃它，也叫鵝子辣。這個草能辣得鵝看了就會跑，並且不單鵝看了會跑，蛇看了也會跑。

## 風寒感冒

鵝不食草在我們當地常見於治療風寒感冒初起。風熱感冒用白花蛇舌草；風寒感冒用鵝不食草。

風熱感冒初起表現為咽喉疼痛；風寒感冒初起表現為鼻塞流涕。鵝不食草能通竅，另一味通竅藥是菖蒲。因此遇到風寒鼻塞，竅不開的病人，給他用這兩味藥。

鵝不食草的藥性特點是：味辛，性溫。草藥中性涼的藥居多，所以這個特點很可貴。

新鮮的鵝不食草20至30克，煮水服用，一般一次見效。

在以前，一次採一斤鵝不食草都很容易。現在之所以草藥難採，主要是兩個原因。第一，除草劑橫行天下。第二呢，田荒人廢了。

田荒以後，雜草長得高，下面的矮草通通都沒有生活空間。

有人只看到會去抱怨，沒草藥採，而我們看到什麼？

我們看到大樹底下無閒草，我不希望你們長期留在這裡，如果是為了學臨床三個月足夠了，學完後立刻回去實踐。學生不能活在老師的陰影底下。

## 鼻炎

治鼻炎可以用熏蒸法。

鼻炎的病人，經常鼻塞，將鵝不食草、蔥、薑切碎，煮熱後倒在啤酒瓶中。熱氣會從啤酒瓶口衝出來。用啤酒瓶的原因很簡單，瓶口小，藥物集中並且散熱慢，腦竅鼻竅同時打開。

我看了《少林三十六房》後，深受啟發，我們中醫是不是應該有一個「中醫三十六房」？

推拿房、按摩房、拍打房、草藥房、熏蒸房，還有這個導引感練功房、針灸房、艾熏房、藥酒房……。

西方醫學是「分科思維」，我們中醫是「分治思維」。分科就是鼻子不通氣，去五官科就診。而我們中醫不一樣，鼻子不通了，要分清外感還是內傷。外感的話，就去找草藥房；如果有內傷、體虛，第一要去草藥房，第二要去導引房，還要去心靈房療癒。我們可以集眾長來攻打一個疾病。

下面教給大家如何調製滴鼻劑。

將新鮮的鵝不食草搗碎，搗碎後榨出汁。再加氯黴素，將兩種藥物混合在一起。過濾後，將藥液裝入空的眼藥水瓶中。鼻子塞時，滴入一滴在鼻中，就能通。

## 跌打損傷

鵝不食草的厲害之處在於它既是解表藥，通竅散寒治感冒，也是傷科藥，散瘀消腫定痛。

有一位病人，胸部撞傷後，雖然患處沒有明顯表現，但是總覺得胸口不適。他來就診時，我給他用鵝不食草 100 至 150 克搗碎，榨汁。榨汁後加一點酒後讓他服下。剩下的藥渣，敷在傷口。傷口原本看不見，藥敷上後就能看到了。過了兩天就像沒發生過一樣。

## 風溼關節痛

鵝不食草長得矮矮小小，具有利溼的功效。金昌叔之前講過，老人家關節痛得很厲害，就抓7顆大棗和鵝不食草，煮水喝下去就有效。

## 厭食

小孩厭食多因體內有痰積。鵝不食草味辛香，能開、能散、能消，因此可以用來去痰積。用新鮮的鵝不食草20克搗爛後煮雞蛋，吃下去胃口就會好起來。

## 咳嗽

小孩肺寒，總會咳嗽，尤其在晚上，一吹到風就咳嗽，明顯是風寒咳嗽。我用鵝不食草煎雞蛋。鵝不食草搗爛後和雞蛋一起煎服。這是食療方法，補血肉，補氣血。

鵝不食草味芳香，開竅、定痛，咳嗽頭痛兼治。所以在民間，鵝不食草堪稱是感冒、風寒、鼻炎、頸肩、腰腿痛、跌打損傷一張王牌。

治療百日咳也可以用鵝不食草。鵝不食草配百部、百日紅，一起煮水，既開胸解鬱，又能夠開竅定痛。

## 總複習

鵝不食草是開竅藥，鼻竅塞閉可以用它。感冒鼻塞，鵝不食草20克，加1至2個蔥頭，水煎服。鼻竅通，頭痛癒。

腹痛，夏天肚子受涼或者吃生冷後作痛。形寒飲冷傷肺。《黃帝內經》中提到，置身在冷水或空調房再吃生冷食物後，上了年紀後容易咳嗽，哮喘纏纏綿綿；年輕的時候，也很不舒服。

有一個小男孩夏天吃了冰凍西瓜後腹痛，剛好鄰居採鵝不食草回來，給了他一把，讓他搗爛後加一點薑汁。男孩喝下去肚子就不痛了。

鵝不食草配薑汁，治療脘腹寒痛有特效。鵝不食草有止痛之效。

有人說治外傷要用三七。但是這種藥材比較貴，鵝不食草活血化瘀消腫，而且很便宜。局部腫痛用鵝不食草，搗爛過後加一點點酒，喝下去就好了。

治跌打損傷要有傷科藥，再加上適當的手法，必不可少的就是藥酒方，因為藥酒的效果立竿見影。局部痠麻脹痛，藥酒局部塗抹後拍打幾下，你再活動立刻會覺得輕鬆。

鵝不食草曬乾後泡酒。鵝不食草本身氣味辛烈，辛能行散。一切瘀血斑，逢之必打散，氣行病癒，氣行則血活，血活則瘀斑去。

本草類書中記載：鵝不食草，利九竅，通鼻氣，其味辛烈，其氣熏人，通肺心腦。所以痰喘、鼻塞、氣不通、胸悶、肚脹、瘀痛都用它。

通鼻竅比通大腸更重要，而且鼻子通暢，大腸自然通暢。

怎麼說呢？有一個病人，他經常腸道不暢，吃通便藥沒有效果。肺與大腸相表裡，加強你肺活量。肺就像大腸的風箱，肺氣足，風箱一開一合才有力，大腸動力就很足；反之肺氣不宣，風箱拉不開，渾身乏力，大腸缺乏動力，消化功能不澈底。

我在行醫過程中發現大病久病都有一個特點，鼻子通氣量變小。

試想一下，一個人，一沒胃口，二沒氣量，他還能幹什麼？

鵝不食草能內消食積開胃口，外通鼻竅接天氣。

## 草藥小補帖

鵝不食草別名：食胡荽、野園荽、雞腸草、鵝不食、地芫荽、滿天星、沙飛草、地胡椒、大救駕、三節劍、山胡椒、連地稗、球子草、二郎戟、小救駕、杜網草、豬屎草、砂藥草、白地茜、豬屎潺、通天竅、霧水沙、貓沙、小拳頭、鐵拳頭、散星草、地楊梅、三牙鑽、蚊子草、白珠子草、二郎劍。

性溫，味辛，歸肺、肝經。祛風、散寒、勝溼、去翳、通鼻塞。治感冒、寒哮、喉痹、百日咳、痧氣腹痛、阿米巴痢、瘧疾、疳瀉、鼻淵、鼻息肉、目翳澀癢、臁瘡、疥癬、跌打。

(1) 治中風：急以鮮鵝不食草適量，揉成小丸，塞入鼻內。或以鵝不食草乾品研末，吹入鼻內。

(2) 治跌打損傷：

① 鮮鵝不食草30克、豬瘦肉120克、米酒適量。燉後食肉飲湯。

② 鮮鵝不食草30克，搥酒燉加白糖服，並用藥渣擦傷處。

③ 鮮鵝不食草30克，加田蟹(或有蟹)搥酒燉服。

(3) 治關節炎：鮮鵝不食草30克、豬瘦肉120克，加酒適量，燉後服湯食肉。

⑷治感冒鼻塞：鵝不食草15克、蔥頭5個。水煎服。

⑸治小兒疳積：鮮鵝不食草10克搥爛，入雞蛋內，煨熟食。

⑹治腹痛、吐瀉：鵝不食草30克。搥汁，溫開水沖服。

⑺治結膜炎：鮮鵝不食草、野菊花各10至15克。水煎加白糖為引服用。

⑻治目生翳點：鵝不食草揉鹽，塞於患眼對側鼻孔。

⑼治慢性鼻炎：鵝不食草揉爛塞鼻孔。

本品內服生品15至30克，乾品10至15克；外用適量。

# 第46日

## 葛根

**9月12日　晴　湖心亭公園**

我有時去爬山採藥，到山頂，發現整個山谷都有今天要講的這位草藥的身影——葛根。我也叫它「見樹高」。

為什麼叫「見樹高」？因為山上的樹很高大，但是它後來者居上，長得更高。它是藤類藥，只有藤它才能爬得比樹還高。

這種名字很能夠鼓勵人，形容你即使在後面生長起來，還在其他樹木的陰影下，最後卻能爬得比其他樹高，所以我們要有「葛根精神」。

「穿破石精神」就是不怕困難，困難如頑石，看你強不強，你強它就弱，你弱它就強。

葛根在我們當地田地裡，一畝地全都是葛根。有一天去開荒的時候，路過很多野生的葛根。以後大家要吃可以直接去挖，多年沒有人耕耘，沒打農藥，沒下化肥，那是原汁原味的野生葛根。

## 心臟病

以前遇到過一個心臟病的病人，胸痛，鬱悶的很難受。他吃過普通治心臟病的藥，但是反覆發作，間隔時間短，而且有頭暈血壓高的症狀。後來他的朋友給他帶回一盒北京同仁堂生的愈風寧心片，吃完覺得效果很好。

愈風寧心片只由一味葛根組成。懂藥的人一看，你葛根能用來治心臟病，張仲景不用它來治頸椎病嗎？

但葛根也能用來治心臟病。心陽虛的病人用藥要用溫暖的桂枝，但是高血壓的時候，心臟管道不通，這時就用葛根。

## 感冒

尋常的感冒發熱頭痛，用葛根、蘇葉和金不換，用這三味藥水煎服。葛根有解肌表功能。人體最長的經脈是足太陽膀胱經，《靈樞・經脈》：「膀胱足太陽之脈，起於目內眥，上額，交巔；其支者：從巔至耳上角；其支者：從巔入絡腦，還出別下項，循肩髆內，夾脊抵腰中，入循膂，絡腎，屬膀胱；其支者：從腰中，下夾脊，貫臀，入膕中；其支者：從髆內左右別下貫胛，夾脊內，過髀樞，循髀外後廉下合膕中以下貫踹內，出外踝之後，循京骨至小趾外側。」

葛根呢，能解膀胱經肌表，祛風邪。

重劑起頑疾。

孩子煩躁發熱，有兩個孩子同時感冒發熱。這時通過尿液顏色來辨別分型。尿色白，溫中解表；尿色黃，清涼解表。

「三根湯」——葛根、白茅根、蘆根。白茅根、蘆根，中空善通表裡氣，既能解表也能理氣；葛根解肌表，能夠退熱。

人體最大的熱集中在哪裡？

在陽明，所以有「六經實熱總清陽明」。如果六經燒「火」，先把陽明經的火清下來，其他經也就清下來了。

陽明積熱，三味藥各50克。劑量大因為她家裡兩個孩子，濃煎後喝下，下午就退熱。所以這個小經驗值得推廣，而且又安全。

## 煩渴

夏天口乾渴，心煩，很想喝水，但是又喝不多，也叫熱病煩渴。我給這類病人用：葛根、沙參、麥冬、玉竹這四味藥，吃過後，病人就不用每天抱著水瓶了。

有一位阿婆煩渴，來找我看，我讓她用葛根、沙參、麥冬和玉竹，抓一大把煮水。

滋陰養液，陰虛則火旺，陰盛則陽平下來，陽不亢。

這個方法在南方叫清補涼，這個藥它既能清、能補還能涼。

清，可以讓她不上火；補，可以讓她體液減少流失；涼，可以讓她不煩熱。所以夏天煩熱得睡不著，清補涼一喝下去，第二天就好。

如果你要去外面徒步的時候，你就喝上幾碗再去走，路上可以不怎麼喝水。這就是滋陰養液之功。

## 頸椎病

葛根治療頸椎病，效果太好了，好到讓你想像不到！

有個落枕的病人找到我。給他用葛根50克加生薑大棗熬水。當天上午吃，下午就沒事了。他本來要做推拿，我說不用，就用這個，給他開兩劑，結果第二劑都沒喝，只能先留著備用了。

## 高血壓

在我們當地葛根粉因為有降壓的作用，賣得很好。我經常會用頸三藥，尤其是高血壓頭痛、失眠。

大寮村有一個高血壓的病人，高壓一七〇毫米汞柱，服降壓藥能降到一五〇毫米汞柱。我給他開葛根、丹參、川芎三味藥煎水，服了一個星期，高壓降到一三〇毫米汞柱。

高血壓的病因中一部分飲食，鹹的、肥膩的吃得太多，另一個原因是久坐不動。很多人不相信久坐會導致高血壓，大家可以試一試，久坐以後，胸部會覺得發悶，體內的壓力就在升高。

人體也可以看成一條水管，從頭到腳，當管道摺疊，水壓會升高水能噴很高，管道放鬆水就會流通，而且很舒緩。

葛根、丹參、川芎都是疏通藥，從頭到腳的經脈管道，管道一通，壓力放鬆；管道一擰，壓力上升。所以用了頸三藥，血壓降下來不足為奇，睡眠質量也會提升。

大家可能會有疑問頸三藥不是治頸椎病的嗎？沒錯，但是它對高血壓和失眠效果也很好。

## 解酒

有些人喝酒後，皮膚發紅，酒精存留在肝膽排不出去，怎麼樣讓身體的酒毒減少？

我告訴大家一個辦法：喝酒前拿小柴胡湯泡葛根，喝完酒後也用這個。古人講葛花，即葛根開的花，能夠解酒、疏通經絡，酒毒它送出去的速度會加快。正因肝內囤積的毒可以去掉大半，所以酒後很容易醒過來。

葛根總體功用是什麼？解表退熱、生津止渴、疏通管道、降壓、升陽。

## 總複習

大家在學一味藥時要經過「五個階段」。

第一階段——看到。

我們首先觀察葛根。它從最低的地方可以爬到最高處。有多高？樹有多高藤就有多高。十公尺的樹，藤就會比十公尺還長。它是世界上最長的藤類之一。葛根可以無窮無盡地向外伸長，它的營養來自於根部。如果要把根部的水分輸送到十幾公尺高的樹頂，需要極大的力量。所以它升陽、升津的力量非常強。以前我的老師說過「要針對時代的需求而去選方用藥」，比如現代人經常由於過度用眼導致眼睛乾澀，解決辦法很簡單，用葛根配菊花，葛根生津，菊花引藥到眼，清肝明目，這就是眼目乾澀的良藥。

現代社會女性豐胸，除了手術外，中藥也可以！哪味藥可以進入體內入到乳房，讓乳房內的津液流通起來？

古人講：王不留行路路通，婦人服後乳長流。

產後乳汁不通，用王不留行、路路通，乳汁就會很通暢。用葛根把脾胃的津液升起來，借助王不留行、路路通帶到乳房。如果津液不夠，再加入黃芪、生薑、大棗就這五六味藥就能讓乳房變豐滿。

健身，同樣少不了中藥的支持。

現代社會人們注重形體美，想要練闊背肌，用黃芪、葛根、薑黃。治病不單要讓病人的病好，而且還要讓他的體魄變得強壯，這是中醫中上醫的追求。想讓頸椎強壯，那就用葛根、生薑、大棗、丹參。這一劑藥下去，頸部靈活度就會加強，因為生薑、大棗儲氣血，借助葛根、丹參送至頭頸。頭頸氣血豐富，靈活度就能加強。身體哪部位僵硬，說明局部疲勞，缺氣血。這就像一個地區發展不起來，一個原因是路不通，另一個原因是缺乏資金支持。將能量營養比作金錢，資金流動太少，微不足道不足以發展。

我們再看葛根的生長習性，它能夠把津液伸送到十幾公尺高處去，那麼在它入到身體後，能把津液伸送到四肢百骸，相當於修建通路。

第二階段——採到。

我們在了解葛根的外觀特點後要採到它。採集葛根的過程中你會發現葛根，長得很像肌肉。其入陽明肌，能夠解肌表的汗。

陽明熱盛，就用「三根湯」——葛根、蘆根、白茅根。葛根入陽明，能清肌肉裡的熱。

第三階段——嚐到。

葛根熬水喝的時候會發現湯水甘甜多汁，它能益力生肌。

糖尿病病人常有煩渴引飲，山藥配葛根可以快速緩解口中乾燥，因葛根能消渴。熱病煩渴，實為陽明熱盛。用「三根湯」：葛根、蘆根、白茅根。昨天講到小孩發熱，葛根入陽明，解肌表之熱。熱病煩渴和發熱嚴重的病人，要給他加石膏、知母。

我們去採葛根的時候切一塊，新鮮的葛根直接放在嘴裡嚼一嚼，它的汁像那甘蔗一樣，吃了很解渴。夏天去採藥，在樹林中燥熱，挖到葛根以後就嚼幾塊，能解渴。它味道甘甜，還可以補充你的體力。

第四階段——讀到。

學習的過程中要去挖掘葛根在所有古籍中的記載，很多人會說朋友之間相互討論不是很好嗎？

告訴大家，如果讀書這一關過不去，讀得不夠多，你討論也討論不出有價值的內容。讀書必須要有「衣帶漸寬終不悔，為伊消得人憔悴」的精神。

我在讀到葛根的時候，發現古籍裡有很多寶。比如古書上說，治療感冒發熱頭痛就用葛根、荊芥。這種經驗不是自創，是古書上已有的記載，我們拿來用，這是用到，學以致用。

第五階段——用到。

從古籍中學習到的知識關鍵在於能用到病人身上。

古籍上對於高血壓伴頸椎疼痛的用藥方法：葛根、丹參煮水。服後頸椎痛會緩解，血壓也會降下來。

之前提到頸三藥，因為臨症效果非常好，不論是高血壓、失眠、煩躁、抑鬱、頸椎病或是風溼引起的腰痛、背痛、周身關節不通，都可以用頸三藥。

不要認為頸三藥只治頸椎病，葛根從頭到腳都能通；丹參只要有血的地方，它都能營養到；川芎上行頭目，下行血海，旁開鬱結。

這三味藥堪稱藥物中善於走動的極品。這三味藥等於人體內的快遞系統。試想一下，一個地區交通系統、快遞服務發達的時候，這個地方貨物流通得就會很快。同理身體經脈通達時，營養傳輸也快，所以思維敏捷、行步靈敏。

吃了這個藥腿腳跑得快，經絡對流快速了，營養就會迅速分部到身體需要的地方。

所以學一味藥「看到」、「採到」、「嚐到」、「讀到」、「用到」。那你就圓滿了。

正如孫思邈要到大自然中自己去採，這樣才能觀察它的生長習性，磨練醫者筋骨，最終才能用到新鮮的好藥，並且不會用錯。

**草藥小補帖**

葛根味甘、辛，性涼。歸肺、胃經。解肌退熱，透疹，生津止渴，升陽止瀉。用於表證發熱、項背強痛，麻疹不透、熱病口渴、陰虛消渴、熱瀉熱痢、脾虛泄瀉。

(1) 治太陽病、項背強幾幾、無汗惡風：葛根200克、麻黃150克、桂枝(去皮)100克、芍藥100克、甘草(炙)100克、生薑150克、大棗(擘)12枚。上七味，以水十升，先煮麻黃、葛根，減二升，去白沫，納諸藥，煮取三升，去渣，溫服一升，復取微似汗。

(2) 治太陽病，桂枝證，醫反下之，利遂不止，脈促(表未解也)，喘而汗出：葛根500克、炙甘草克、黃芩150克、黃連150克。上四味，以水八升，先煮葛根，減二升，納諸藥，煮取二升，去滓，分溫再服。

(3) 療子初起：用葛蔓燒灰，水調敷塗。

(4) 治傷寒瘟疫、風熱壯熱、頭痛、肢體痛、瘡疹已發未發：升麻、乾葛(細銼)、芍藥、甘草(銼，炙)各等份。同為粗末，每服20克，水一盞半一百五十毫升，煎至一盞一百毫升，量大小與之，溫服無時。

(5)治斑疹初發、壯熱、點粒未透：葛根、升麻、桔梗、前胡、防風各5克、甘草2．5克。水煎服。

(6)治熱毒下血，或因吃熱物發動：生葛根1千克。搗取汁1升，並藕汁1升，相和服。

(7)治心熱吐血不止：生葛根汁500毫升，頓服。

(8)治流鼻血，終日不止，心神煩悶：生葛根，搗取汁，每服100毫升。

(9)治妊娠熱病心悶：葛根汁2升，分作三服。

(10)治卒乾嘔不息：搗葛根，絞取汁，服一升差。

(11)治酒醉不醒：葛根汁12升，飲之，取醒，止。

(12)治食諸菜中毒，發狂煩悶；吐下欲死：煮葛枚飲汁。

(13)治服藥失度，心中苦煩：飲生葛根汁大良。無生者，乾葛為末，水服五合，亦可煮服之。

(14)治急性腸梗阻：葛根、皂角各500克。加水四升，煎煮四十分鐘，去渣，置藥汁鍋於火爐上保持適當溫度（以不致燙傷為度為度）。九百平方公分的紗布墊四塊疊放十層，浸以藥液後，稍稍除去水分，交替置腹部作持續熱敷，每次一小時，每天二至三次。

⒂治金瘡中風，痙欲死：搗生葛根500克。細切，以水十升，煮取五升，去滓，取一升服。若干者，搗末，溫酒調三指撮，若口噤不開，但多服竹瀝，又多服生葛根自癒，食亦妙。

⒃傷寒（初覺頭痛，內熱脈洪）。用葛根200克，加水2升、豉1升，同煮成五百毫升服。加生薑汁更好。

⒄煩躁熱渴。用葛粉200克，拌入泡過粟米一夜的水中，煮熟，加米湯同服。

## 第47日

# 菊花

**9月13日　晴　湖心亭公園**

今天要講的這味草藥在我們當地有很多都是野生的，它也是我國的十大名花之一——菊花。

有一首我很喜歡的《勸世歌》就與菊花有關。

春日才見楊柳綠，秋風又顯菊花黃。
榮華終是三更夢，富貴還同九月霜。

金寶有一天問怎麼把名利看淡、看破？這也是學醫要過的關卡。學醫要過兩關，第一關是名利關，第二關是生死關。

能放下名利就不是普通的醫生了，算得上出類拔萃。再能看破生死，那已經是蒼生大醫了。

怎麼看破？

這首詩就告訴我們「春日才見楊柳綠，秋風又顯菊花黃」，春天才看到那楊柳綠，沒多久，秋風一來，菊花就開了。春去秋來，再有錢也買不回逝去的時間。所以孔子看到流水會感慨：逝者如斯夫，不捨晝夜。

榮華終是三更夢，富貴還同九月霜。

榮華就像三更的夢，睜眼夢醒，榮華就消失了；富貴像九月的霜，遇見太陽也融化了。榮華富貴如果沒有發揮價值都如虛夢、早霜一樣。

## 感冒

今天講菊花，有一個快遞員風熱感冒，還要挨家挨戶送快遞，跑上跑下喉嚨像火燎一樣疼痛，鼻子也不通氣。像這種焦慮緊張型的風熱感冒，用桑葉、菊花各20克煎水，裝在水杯裡，送快遞的時候隨時喝，喝著喝著感冒就好了。

兩塊錢的藥就能把感冒治好，這就是中醫。醫生用藥把病人的病治好，不算高明，而用便宜的藥把難纏的病搞定，這是真正的高明。

## 結膜炎

不知道大家有沒有見過流行性紅眼病。這類病人很好分辨，主要體徵：眼睛又紅又腫。消炎藥見效都不一定有中藥快。用菊花、白蒺藜、蒲公英、木賊草、夏枯草、桑葉六味藥各20至30克。都不需要抓第二劑藥，這是一劑見效的「斧頭方」。

有時小孩子放學後回到家中，眼睛也是紅的。這雖然不是流行性紅眼病，但是由於疲勞過度，看書過度，眼睛都是布滿血絲。這時趕緊熬上一碗，給他喝下去，晚上睡個好覺。第二天眼睛就變得清澈了。這個藥方清肝明目的功效是非常棒的。

## 目痛

有一個電焊工每次焊完，眼睛會刺痛兩三天，痛得受不了。他來找我看病，我就給他一個小方子：菊花、夏枯草和桑葉。三味藥，說白了就是夏桑菊。這三味藥乃是廣東最厲害的明目清肝藥。

夏枯草、桑葉、菊花這三味藥在廣東都有，專治過度使用電腦、電焊傷眼、熬夜看書等各類眼睛疲勞引起的眼目發熱、發紅、發腫。

這三味藥泡一壺茶，也可以兑一點點蜂蜜。喝下去後眼睛頓感清涼，乾澀感立刻消失。

後來他來複診時告訴我，每次去電焊回來後，家裡就會泡一壺這個茶，喝完然後再睡覺，第二天起來眼睛就舒服了。如果沒泡，第二天起來，眼睛就會不舒服。所以，他說中醫太好了！怎麼這麼晚才遇見我？

我說，你的中醫緣從現在就開始了，哈哈。

## 夜盲

夜盲症，在我們當地也稱為「雞遮目」，在老年人群中多發。有一個七十多歲的老年人一到傍晚，趕緊要回家，不然就看不清路。我給她用菊花10克、枸杞20克，再加決明子20克、黃芪30克。大家請記住，當給老年人用藥時，枸杞的劑量需要大一點；給年輕人用藥，菊花劑量可以大一點。四味藥拿來泡茶。泡好過後還可以加點薑棗進去，因為眼睛的氣血來源於脾胃。

老人家回去後就泡了茶，當天晚上覺得眼睛好用多了，連續泡了十多天過後，一到黃昏就眼睛昏花的感覺消失，這是一個神奇的案例，也是大家可以反覆使用的方法。

人類隨著年齡增長，視神經也會逐步萎縮。我們用菊花、枸杞，再配合決明子、黃芪、生薑、大棗補充他的氣血，讓他眼睛能夠明亮。

頸三藥加菊花，頸三藥加菊花就專治高血壓、頭暈目眩。

我們可以把菊花分成很多部分來看。它的花和葉都可以入藥，但是菊花葉清熱敗毒的作用，比花還好，尤其是治療瘡癰。我的老師用新鮮的野菊花，將其用石臼搗爛了，敷到瘡癰上。

菊花，苦寒清火消炎熱，野菊花苦寒之性更佳。

菊花搗爛也可以外敷，眼睛熱痛可以敷在眼睛上，做一個眼部的保健美容。

## 頭暈目眩

高血壓的病人常會有一種頭暈目眩的感覺，看高血壓病人的面相氣勢洶洶，並不是病人本身凶惡，而是這個病使他們眼睛瞪得大大的，這是肝火上衝頭面的表現，所以病人會覺得頭暈目眩。菊花可以平肝，加頸三藥，專治高血壓、頭暈目眩。

## 疔瘡腫毒

我們知道菊花是一味好藥，它的葉子也是極好的藥，清熱敗毒的作用比花還好。

以前在農村的時候，村裡的阿叔、阿嬸有生瘡害病的，皮膚上冒那些疔瘡，採野菊花回來，拿石臼搗爛敷，敷一個好一個。野生菊花的味道比家養的苦多了，苦寒清熱的作用更強。

局部的瘡腫，一味野菊花葉搗爛外敷，就是疔瘡腫毒特效方。

## 跌打損傷

再看跌打損傷，要明白無論是哪種跌打損傷，第一，都離不開瘀血。局部有瘀血形成，會有氣悶、胸悶、難受、煩躁的症狀。

第二，因為瘀血不能及時排出，時間一久導致局部發炎。既能消炎又能通經的藥物有什麼？紅背葉、菊花、穿心蓮、苦刺，這些都是苦寒清火消炎熱。這些藥裡，任何一味都可以解決發炎的問題。單味藥榨汁再加酒行氣活血，調好後喝下去，剩下的藥渣帶酒敷於患處。

所以學草藥不一定非得用某一味藥，沒它就用其他藥，這就是靈活。

## 焦慮失眠

學生高考前，或是每逢大考就緊張、焦慮、失眠。這時，菊花配合金銀花各5克泡茶。

為什麼要用金銀花？

採藥人採著金銀花有一個要點，盡量採含苞待放的花苞，藥力足，不採已經開放的。

## 總複習

古人講，「根薯應入冬，花在含苞中，果實宜盛夏，枝葉在早春。」

薯類入了冬，長得最好。枝葉剛露出來時精華最足，所以要吃冬天的薯類、早春的野菜。

而花呢，半開半放的時候，它攢了一股勁。這時候吃到肚子裡，讓人心花怒放，身心愉悅。

有個朋友去考駕照的時候特別緊張。我說，金銀花、菊花兩味藥各抓5克泡茶，裝在水杯裡帶在車上喝。

他再回來就考過關了。他說，平時比他水平還高的都沒過關。我說，你解鬱了！只要解鬱，就能創造奇跡，一個人如果帶著鬱悶去讀書、幹活，他不可能創造奇跡。心中如果沒有鬱悶，做任何事情能量都用不完！

古人有首詩很厲害：「利名未曾掛胸中，由此胸中氣自衝。既愛且憎皆是病，靈臺何日得從容。」

就說名跟利益不要老是掛在胸中，沒有名利心，胸中的氣上衝，氣宇軒昂的樣子就是這樣來的。既愛一個人，又恨一個人，這都是病。靈臺就是額頭和心胸，額頭緊皺，你哪天能夠從容？哪天放下名利？

你們看，古書如果讀得多，碰到煩惱都化解得了。

我們來看菊花，菊花性涼降火，可以用來治療疔瘡腫毒，野菊花效果最佳。有一次，我們去山裡採藥，碰上一大片野菊花，採回來都是整株的。

後來，剛好一個瘡腫的病人來就診，先用菊花整株搗爛外敷，敷在瘡面就會有涼感。第二天瘡腫平了，第三天再一看，消了。

菊花它是治瘡腫的良藥，這點很容易被人所忽視。

《藥性賦》講，聞之菊花能明目以清頭風。

目不明，可以用它。其次，熬夜透支身體、疲勞綜合徵引起的眼睛暗淡，視物不清。

昨天跟大家分享過，黃昏以後眼睛看不見怎麼辦？用菊花、決明子、枸杞。

古時有一個老爺子活到八十歲，眼睛還可以看清楚蒼蠅大小的字。人家問他，你是不是天生有這麼好視力？他寫了一首詩來回答，「愚翁八十目不瞑，日書蠅頭夜點星。並非天生好視力，只緣常年食決明。」就是說，他已經八十歲了，眼睛還很有神。白天可以寫蠅頭小字，晚上借著星光也能看得清。並不是他天生視力好，只因為懂得草藥。

決明子、菊花、枸杞一起泡茶，治療老年人目暗淡、眼乾澀、迎風流淚，都有效。

我很喜歡用這個小方子。珍仔圍有個阿婆，眼睛乾澀，她一吹著風了，眼睛就會流淚。為什麼呢？

因為風性清揚，擅疏瀉，當衛表不固的時候，一陣風過來，眼淚就會被吹出來。如果要我找一味能明目又能祛風的藥，首選菊花。再找來補肝腎的枸杞，讓暗淡的眼睛煥發光彩的決明子。

阿婆吃完三劑藥回來說，這藥真行！以前用的是柴火灶，一燒起來就冒出濃煙，熏得眼睛又辣又痛，她的眼睛就是這麼長年累月給熏壞的。

因為人不是孫悟空，煉不成火眼金睛。

菊花還有一個祛風的作用，性偏微涼，治風熱感冒正好合適。

龍尾村的一位老師，鼻塞、咽喉痛、頭痛。

我問他，平時喝涼水還是熱水？如果病人喜歡熱水，就要給他用薑棗茶。各隨其所欲而治之，這個就是中醫之妙，順著病人的病性進行醫治。

這位老師說，他喜歡喝涼水，而且喝了很舒服。有些人是喜歡喝冷飲，但喝了之後不舒服。而他是喝了涼水後，身體覺得舒服，不是欲望需要。

我給他用桑葉、菊花各20克，煮濃茶服用。上午喝了，下午咽喉就不痛了。他說，以前風熱感冒起碼折騰三五天，這次好得很快，而且兩三塊錢就達到效果。

中醫之妙在於用便宜的招式方法，把大問題迅速解決。

高血壓有很多種，其中有一種是肝陽上亢。現在社會上很多這類人，脾氣大、身體差。有一個方子太不得了，這一個方子就支撐起了一家藥房，被視為不傳之祕，可是這種不傳之祕我這裡有一大把。

上海的一位老爺子，觀察有些現代人每天都要吃降壓藥，他就想我們中醫有沒有一種代泡茶方，吃後可以平肝降壓、提高睡眠質量，讓人身心輕安，並且不用每天煎藥？

他找來了兩味藥。

第一味藥：菊花。菊花味甘，所以它不但性涼能降，而且甘味能補。

第二味藥：車前子。治高血壓不外乎就是利尿、降肝火。車前子就能通利小便。

我們古代有一則千古美談：大禹治水，堵不如疏。

黃河的中下游有一個叫龍門口的地方，口很狹窄，周圍都是山石。水流不能及時分流到下游，水位就會愈積愈高，時間愈長堤壩的作用就愈差，因此修堤壩沒有用。

我將治血壓比喻成治水，道理相同。因此中醫治高血壓，降不如疏；一味地降壓會使肝陽上亢的病人愈加煩躁，一旦胱腸舒通，渾身輕鬆。

所以我們客家人把大小便叫什麼？叫「放輕」，哈哈。從客家的俗語裡，我們可以領悟到，只要大小便通暢人就輕鬆了。有人暴飲暴食之後，排便不暢就很容易出問題。

在灰寨有一個老人，六十多歲，去參加紅白喜事。吃完飯回來頭暈腦漲，眼睛發紅，頭痛得像要爆炸了一樣。這就是中風之象，打電話來問怎麼辦？我說，先用這個方子泡茶，然後在十指尖十宣放血，擠出幾滴血。之後，頭不痛了，但胸中還脹滿。這是因為暴飲暴食後食積堵在胃腸道。用菊花加車前子、大黃，三味藥泡茶喝。

才喝了一次就好了。他說，有這麼好的方子，以後都不怕吃多了。

我說，你死性不改，將來還有病受。

還有一例動脈粥樣硬化的老人，七十多歲，有高血壓病史，早起一陣眩暈，想要扶桌子沒有扶穩，整個人摔倒在地，連桌都掀翻了。

他還比較幸運，一個小時後自己慢慢醒來，他說這一個小時像過了一年，他老想醒來，但是醒不來。

他屬於一過性腦缺血，醒來後有輕微的肢體障礙，手發麻。他害怕，又不敢打電話跟他兒子講。

老人有的時候就這麼愛小孩，連一點小麻煩都不讓孩子知道。

自己到我這，我說用大黃、車前子、菊花、鈎藤煎濃茶飲。只給你開一劑，吃不好，趕緊去醫院，因為有可能局部有出血。

他一喝下去，大、小便通暢，氣血一流通，血壓降下去，人就舒服了，手麻也消失了。到現在龍精虎猛，沒有吃其他的降壓藥，已經一年多了。

我給這位病人用大黃、車前子、菊花、鈎藤濃煎代茶飲。病人吃下去後大小便通暢，上肢麻木感消失，氣血流通，血壓就能降下。

我說，治耳鳴用杞菊地黃丸。大家會有疑問，這個藥不是用來明眼目嗎？

肝開竅於目，腎開竅於耳。若肝中血足，腎中精足，則耳聰目明。枸杞，補肝腎精血；菊花，明目清頭風；地黃丸，滋腎陰，補肝血。

**草藥小補帖**

菊花別名節華、日精、女節、女華、女莖、更生、周盈、傅延年、陰成、甘菊、真菊、金精、金蕊、鏝頭菊、簪頭菊、甜菊花、藥菊。味甘、苦，性微寒，歸肺、肝經。能疏風清熱、平肝明目、解毒消腫。主治外感風熱或風溫初起、發熱頭痛、眩暈、目赤腫痛、疔瘡腫毒。

⑴治風熱頭痛：菊花、石膏、川芎各15克。為末。每服7．5克，茶調下。

⑵治太陰風溫，但咳，身不甚熱，微渴者：杏仁10克、連翹7．5克、薄荷4克、桑葉12．5克、菊花5克、苦桔梗10克、甘草4克、葦根4克。水二杯，煮取一杯，日三服。

(3)治風眩：甘菊花暴乾。作末，以米饙中，蒸作酒服。

(4)治熱毒風上攻、目赤頭旋、眼花面腫：菊花(焙)、排風子(焙)、甘草(炮)各50克。上三味，搗羅為散。夜臥時溫水調下15克。

(5)治眼目昏暗諸疾：蜀椒(去目並閉口，炒出汗，750克搗羅取末)500克、甘菊花(末)500克。上二味和勻，取肥地黃7.5千克，切，搗研，絞取汁八到九升，將前藥末拌浸，令勻，暴稍乾，入盤中，攤暴三四日內取乾，候得所即止，勿令大燥，入煉蜜1千克，同搗數千杵，丸如梧桐子大。每服三十丸，空心日午，熱水下。

(6)治肝腎不足、虛火上炎、目赤腫痛、久視昏暗、迎風流淚、怕日羞明、頭暈盜汗、潮熱足軟：枸杞、甘菊花、熟地黃、山萸肉、懷山藥、白茯苓、牡丹皮、澤瀉。煉蜜為丸。

(7)治肝腎不足、眼目昏暗：甘菊花200克、巴戟(去心)100克、蓯蓉(酒浸，去皮，炒，切，焙)100克、枸杞150克。上為細末，煉蜜丸，如梧桐子大。每服三十至五十丸，溫酒或鹽湯下，空心食前服。

(8)治病後生翳：白菊花、蟬蛻等份。為散。每用10至15克，入蜜少許，水煎服。

(9)治疔：白菊花200克、甘草200克。水煎，頓服，渣再煎服。

(10)治膝風：陳艾、菊花。作護膝，久用。

第48日

# 麥冬

9月14日　晴　湖心亭公園

昨天講到菊花，現在秋天，最亮麗的花就是菊花。有兩句詩：「荷盡已無擎雨蓋，菊殘猶有傲霜枝。」

荷花開盡，荷葉就枯萎了，而菊花雖殘，枝幹仍然傲立在風霜中。我們要有菊花精神，第一不畏風霜，第二要有傲骨。做人啊，傲氣不可以有，但是傲骨不可以無。

我們講草藥課，跟其他人講的不一樣，因為加入很多做人處世的精神。

我發現，一個人知識再豐富，如果沒有入世、利他、濟天下的精神，一肚子的學問可都會爛掉。

學問從哪裡來？我覺得，學問不是從刻苦中來，而是從心懷天下蒼生中來。古代的名醫，絕對不是天資極高的人，資質很高的人大部分都學而優則仕，當官去了。而這些名流千古的名醫，大部分都是心懷天下的老實人、厚道人，才能終成大器。

今天我講的草藥是：麥冬。

這味草藥，甘寒清潤，善清心肺之熱而養陰除煩，兼可清潤胃腸而止渴潤燥。

## 口乾

我常讓口乾舌燥的病人用麥冬、沙參泡水。以前有一位病人口乾，晚上經常會渴醒。我為什麼要用這兩個藥？

首先，沙參是參類藥，能補氣；麥冬是滋陰藥，能養陰。氣陰並補，口中就會有甘甜的口水湧上來。

第二則病例，有一位老師，常有咽喉痛，每天只要講超過兩節課就會咽痛、沙啞。病人日常運動量小，常吃煎炸燒烤等食物。我讓他每天跑步半小時，再配合「玄麥甘桔」：玄參、麥冬、甘草、桔梗，四味藥，各10至20克，泡水。

## 便祕

麥冬，我們當地人稱為「山雞米」，因其像晶瑩剔透的小珠子一樣，可以用來治療中老年人便祕。

麥冬味甘，嚐起來味甜，這種甜很好吃，特別是夏天吃它是最好。

腸胃積熱素體陽盛，或熱病之後，餘熱留戀，或肺熱肺燥，下移大腸，或過食醇酒厚味，或過食辛辣，或過服熱藥，均可致腸胃積熱，耗傷津液，腸道乾澀失潤，糞質乾燥，難以排出，形成「熱祕」。

當地有一位鐵匠，由於他經常在高溫環境下工作，長此以往傷陰液。他經常感覺口乾舌燥，並且喝水不解渴。這種情況下喝水過多還會尿崩。身體得不到足夠的水分，仍然會乾燥，上流下出，滋潤不到。

用沙參、麥冬、玉竹、石斛、黃芪、枸杞六味藥。工作後，用這個藥方煎水，第二天一睡醒，精氣神飽滿。陰液能夠得到補足。這就是治療陰液損傷的小妙方。

各行各業的人身體勞累的部位不同，職業病的表現也不同：老師會得慢性咽炎，司機會得腰椎病，鐵匠會出現陰液虧損，漁民會得風溼痹症等。

各行各業都有妙方，所以我們不是治一個人的病，要治一個行業的病。

## 口腔潰瘍

凡瘡皆屬火，瘡癰原是火毒生。降火要滋陰，熟地、麥冬、山藥都可以滋陰，山藥生津沒有熟地、麥冬多。

導赤散加麥冬：生地、麥冬、甘草，能把陰分養夠；竹葉、木通降火氣。

## 體虛乏力

夏季無病常帶三分虛，即人在夏天很容易疲乏；秋冬季節手腳就比較有力。這是因為夏天，天氣炎熱，汗孔開發，真氣元氣外泄，秋天過後，毛孔收，力量就會降至腰腿。夏天用生脈飲：麥冬將氣從肺降到腎，五味子使其收藏內斂一個，黨參補氣。

有一位老師來看病，主訴身體疲乏，腿都邁不動。我給她用生脈飲。夏天氣陰兩傷，生脈飲主之。

麥冬也叫麥門冬，這味藥晶瑩剔透，汁水很多，所以它能滋陰養液。麥冬、桔梗、玄參專治慢性咽炎。第一滋陰養液，第二溫陽氣化。這個方法我稱為「春陽融雪」。

## 消渴

如果病人是消渴症，血糖高，多飲多尿，喝水又不解渴，用麥冬加沙參也可以加烏梅。烏梅，味酸，生津液；麥冬、沙參味甘，益力，生津液。三組藥配在一起，可以調出既酸甜又可口，又補能量的湯藥。

## 治煩躁失眠

夏暑燥熱，晚上入睡困難，要給病人製造「秋涼滋潤」。這個方法我也叫「增液降雨法」。比如天氣特別熱，很難入睡，但是一場雨過後，氣溫下降，就能安穩入睡。

「增液」用：黨參、麥冬；「降雨」用：五味子。五味子能將肺中水氣降到腎，金水相生，補肺納腎。

如果覺得這三味藥泡茶麻煩，可以去藥店買人參五味子糖漿或生脈飲。

張仲景在《傷寒論》專門記載一副「麥門冬湯」。這個湯方對於燥火、乾渴、胃口不開很好。火逆上氣，咽喉不利，止逆下氣，麥門冬湯主之。

火逆上氣是指火邪上攻咽喉，尤其是飲食油膩、生氣憤怒、熬夜後虛火上炎，都可以用麥門冬湯。

火逆上氣為病機，咽喉不利為病症，止逆下氣為治法，麥門冬湯為方藥。

張仲景在十幾個字中，就把一個病的病因、病名、治法、方藥都寫得清清楚楚，簡明扼要。

夏季感冒發熱後，咽乾咳嗽、口燥，生氣過後七竅生煙，吃煎炸燒烤後咽喉不利，或熬夜後咽乾口燥等症，陰傷化火，胃氣不降，麥門冬湯主之。

麥冬功效中有一項：清心除煩。它能夠潤心肺，所以能除煩。

病人渴得很煩躁，用麥門冬、沙參、玉竹可解煩。

## 治咳嗽

潤肺能止咳。很多止咳藥中會放蜂蜜，因其為養陰養液之佳品。

病人咳嗽，要看有沒有痰液，有痰為溼邪，要化溼。如果病人無痰，再看舌苔，若舌苔乾紅，則為陰傷口燥。用枇杷葉和麥冬，熬成水後再濃縮兑點蜂蜜，這就是枇杷麥冬止咳糖漿。

燥則破綻百出，潤則密合無間。

## 治口唇乾裂

冬天很多人都會出現嘴唇乾裂。乾裂為津液不足的表現，滋陰養液後乾裂的地方就會得到滋潤。

口唇乾裂，用麥冬配蒼朮。如果不配蒼朮，效果沒那麼好，這個治療糖尿病口乾舌燥、唇乾、咽乾效果非常好。

大地上的作物有雨露還要有陽光才能欣欣向榮，也就是說要有陰，要有陽，雨露就是陰，陽光就是陽，陰液去滋潤，陽氣去蒸騰。否則就像冬天在土壤上倒一桶水，土地仍然乾裂，得不到滋潤。

好多糖尿病病人覺得口乾舌燥，愈吃涼冷的食物，嘴唇乾裂愈嚴重。忌食涼冷厚，吃點薑棗茶，再用麥冬、山藥、沙參來煮水，嘴唇立刻不乾裂而且不乾渴了。

一個糖尿病病人說他口乾得厲害，眼睛也乾澀，即使喝很多水也不解渴。我讓他通薑棗茶加蒼朮，一吃下去，果然口唇不再乾燥，眼睛也不乾澀了。這種類型的渴症，像用鍋煮水一樣，鍋蓋很乾是什麼原因？第一個原因：鍋底無火，第二個原因：鍋內無水。

病人皮膚、黏膜乾燥。這時有兩種辦法：滋陰養液，就像向鍋中加水；升舉陽氣，鍋中有水時陽氣蒸騰，水汽就會到鍋蓋上，鍋蓋就會很滋潤。

## 治便祕

麥冬還有一個增液行舟的功效。它用來治療老年人腸燥津枯便祕。生地、麥冬、玄參三味藥各10至20克，吃下去比大黃還管用。

它能讓腸道有水分。好比橋下面突然放水，水位線低下去後打魚的船都開不動。一旦沒水，漁船就會擱淺。人也一樣，腸道缺水加上久坐，會造成便祕。

古人看到這種現象作了一首非常美麗的詩：

**昨夜江邊春水生，艨艟巨艦一毛輕。**
**向來枉費推移力，今日中游自在行。**

意思是：昨天晚上下了春雨，大船就像一片羽毛，輕輕浮在水上。之前費了很多力，推都推不動。但是今天它在河中能夠輕鬆地行駛。那麼大的船，就因為水液足，走得久很好。

治便祕也是相同的道理，腸道津液夠了才會潤暢。

以前有一位長期便祕的病人來找我看病。他用過大黃、番瀉葉，但是便祕還沒治好。我給他用：玄參、麥冬、生地、肉蓯蓉、火麻仁。

## 草藥小補帖

麥冬性微寒，味甘微苦。歸心、胃、肺經。具有養陰潤肺、清心除煩、益胃生津的功效。用於治肺燥乾咳、吐血、咯血、肺痿、肺癰、虛勞煩熱、消渴、熱病津傷、咽乾口燥、便祕等病症。

(1)用於肺陰不足、溫燥傷肺、乾咳氣逆、咽乾鼻燥等證：如清燥救肺湯，即以本品配伍桑葉、杏仁、阿膠、生石膏等藥；治肺陰虧損、勞熱咯血及燥咳痰黏之證，如二冬膏，即麥門冬、天門冬等份，加蜂蜜收膏。

(2)用於胃陰不足、舌乾口渴：多配伍沙參、生地、玉竹等同用。

(3)用於溫病邪熱入營：身熱夜甚、煩躁不安，如清營湯；以本品配伍酸棗仁、生地等，可防治陰虛有熱、心煩失眠，如天王補心丹。

(4)還可用於腸燥便祕：如增液湯，即以本品與生地、玄參同用，治陰虛腸燥，大便祕結。

(5)消渴：把大苦瓜搗成汁，泡麥冬100克，過一夜，麥冬去心、搗爛，加黃連（去皮毛）研末，做成丸子，如梧子大。每次服五十丸，飯後服。一天服二次。兩天後當可見效。

(6) 吐血、鼻血：用麥冬（去心）500克，搗爛取汁，加蜜300毫升，調勻，分二次服下。

(7) 齒縫出血：用麥門冬煎湯漱口。

(8) 喉瘡：用麥冬50克、黃連25克。共研為末，加煉蜜做成丸子，如梧子大。每次服二十丸，麥門冬煎湯送下。

(9) 下痢口渴：用麥門冬（去心）150克、烏梅肉20個。銼細，加水一升，煮成七百毫升，細細飲下，有效。

用量用法：10至15克。清養肺胃之陰多去心用；潤陰清心多連心用。

使用注意：感冒風寒或有痰飲溼濁的咳嗽，以及脾胃虛寒泄瀉者均忌服。

# 第49日

## 山蒼樹

9月15日　晴　湖心亭公園

他們老一輩人進山採藥，講究仁慈之心，絕不會絕之而餘，他們採藥有一個原則，八個字，叫「採大留小，採密留疏」。每次入山都能滿載而歸。我以前不理解為什麼孫思邈他在《千金方》提到，他要求學子親自上山採藥。

第一，培養學生不畏困難險阻。

第二，採藥過程中勞其筋骨。

第三，通過採藥培養慈悲心，關愛萬物。

第四，看這個藥物的形態，知其功效。

今天要跟大家分享的這味藥。前面的內容中提到過：山蒼樹。

山蒼樹從頭到腳都是寶。它的籽可以暖胃、葉可以散風寒，治感冒、治腹痛；根可以開丹消食。

有人專門為山蒼樹作了一首詩，名字就叫《山蒼詩》。

嶺南春來早，花開滿地香。
子曰華澄茄，根名豆豉薑。
入口腸胃暖，煮水腰腿壯。
外擦風寒祛，常備人無傷。

詩詞大意：嶺南的春比其他地方都早到，山蒼樹花開滿地香，清香撲鼻。有人叫它華澄茄，它的根名叫作豆豉薑。內服能暖腸胃，煮水後服用可以加強腰力腳力；外用可以祛風寒。

第一次見山蒼樹是在我第一年入山時，漫山都是山蒼樹的花，很香，景色使我流連忘返！

## 治胃痛

詩中所述山蒼樹的第一個特點是辛香。辛香定痛祛寒溼，所以它治療胃痛效果特別好。

山蒼樹也叫華澄茄、山胡椒，能暖胃驅寒。它像小胡椒一樣，家中沒有胡椒暖胃可以拿山蒼子來代替胡椒；它偏於暖胃，還能祛風溼。

## 治風溼

大家可能知道用胡椒燉豬肚，可以治胃寒、胃下垂，而用山蒼樹燉，還可以多一個功效，治風溼。

山蒼樹根的名字叫豆豉薑。原因在於根切開後有豆豉的味道，也有薑的味道。治療中老年人腿腳無力、風溼腿痛，用山蒼樹根、黃芪，我們當地用五指毛桃代替黃芪。

風溼性關節炎的病人如果腳痛嚴重，加巴戟天、牛大力。手指痛嚴重，加桂枝。

## 治鼻炎

第二個特點：入口腸胃暖。吃過山蒼樹後腸胃暖洋洋，鼻子都會很通暢。

很多人鼻塞，其根本是胃冷。有些人愈吃寒涼之物，鼻塞愈嚴重。山蒼樹入口腸胃暖。腸胃一暖，鼻竅則通，鼻竅是小口，腸胃是大口，小的要服從大的，腸胃溫暖，蠕動力加強，鼻竅自然就通。

有一個小孩鼻炎兩年餘，一直沒治好。我讓他的家人回去用黃芪、大棗、枸杞、山蒼樹這幾味藥，抓一大把來熬水。讓孩子帶到學校就喝。吃三天鼻竅就通，而且上課也不打盹，很精神。

## 治腰膝痠軟

第三個特點：煮水腰腿壯。

山蒼樹是抗疲勞的藥。

有些女性產後腰膝痠軟、腳腫。這時可用五指毛桃、山蒼樹的根，兩個拿來煲湯。用這個方法一吃下去，再加上這個洗澡，腰痠腳軟、腿腫症狀很快就消掉。這是壯腰腿的民間偏方，很多老人都知道。

中年人工作覺得容易疲勞、打瞌睡。白天覺得睡眠不足，晚上又睡不著。山蒼樹、仙鶴草、大棗用於治療疲勞倦怠。仙鶴草、大棗茶它是偏於補脫力的藥，而山蒼樹善通。辛香定痛，善於行走，讓你吃了後覺得渾身都是滿滿的力量。山蒼樹煮仙鶴草大棗就是脫力湯。疲倦乏力的人喝下去，體力會變得充足。

## 治感冒鼻塞

第四個特點：外擦祛風寒。

山蒼油可以外用。外感風寒後，容易鼻塞，這時將山蒼樹油塗在鼻孔上能通鼻竅。頭暈、暈車、暈船擦一點就很舒服，因此它是一個人旅途常備堪稱居家必備旅途常備的良好藥材。

治療風寒感冒初起，就一味山蒼樹根20克，煎水。你可以切點薑棗進去，不切也管用。

孩子在外面玩，不小心淋雨後，將山蒼樹根切好，拿來煮水煮得濃濃的，就一碗就夠了。

## 治消化不良

治療小孩消化不良，用山蒼樹、雞屎藤，再加一點點茶葉煮水。給他喝，上午喝完下午胃口就開了。

另外，在婦女坐月子的時候容易出現食慾下降，看到什麼都沒什麼食慾。食慾差，奶水少，奶水少孩子就吃不飽。我們當地民間流傳一句話叫「不怕你說沒胃口，就怕你手上沒有山蒼樹」，山蒼樹根用來煮水，喝下去就能改善食慾差，起效很快。

## 治乳腺炎

局部炎症癰腫中最常見的是乳腺炎，乳房周圍瘡腫。

用山蒼樹葉子搞來，搗爛後加一點酒。再把它蒸熟，敷在乳房上，癰腫就會消掉。辛能散，能讓皮膚周圍的鬱結散開。脹乃氣滯，痛乃血瘀。用山蒼樹行氣活血，香味藥能行氣活血，能醒脾開胃，所以這是治療急性乳腺炎的民間專方。

## 治胃腸感冒

有一種感冒叫胃腸型感冒。胃腸型感冒的發病誘因主要是來自外部刺激等因素，天氣冷暖變化時發生較多。這是由於冷空氣對腸胃刺激，再加上生活習慣不正常、不良飲食等。

胃腸型感冒和胃腸炎不一樣，主要區別在於，急性胃腸炎病人以前常有不潔飲食史，噁心、嘔吐較為劇烈，嘔吐物常有刺激性氣味，但一般沒有發熱症狀。而許多人在胃腸型感冒發病的起初，常把它誤當作急性胃腸炎來治療。

脾胃五行屬土，屬於中焦，同為「氣血生化之源」，共同承擔著化生氣血的重任，是後天之本。人需要大量的能量，而這些能量都是要通過飲食而來，但是飲食必須要由脾胃共同工作才能轉化為氣血能量。胃腸感冒後，腸胃蠕動減少，氣血生化無源，人就會沒有精神。

山蒼樹既能夠暖腸胃，而且還能解表，一味藥同時解表，又能暖腸胃的，吃後還可開胃。

## 治風溼

現在很多人得風溼，原因在哪裡？

病人早年受了小風小冷，他不管，小病不治，大病之母；小火不滅就會變大火，所以我們中醫是治小病。

我們去採藥，長期泡在水裡，關節都沒事，因為我們一回來，不是薑棗茶，就是山蒼茶。這個茶一喝下去，會筋骨靈活。清晨有些人喜歡鍛鍊，但是鍛鍊久過後，筋骨僵硬。

你只要切幾片薑跟山蒼樹根，兩三根一起熬成水，起來就喝下去，再出來走，都不會招風冷了，寒邪、風邪都進不了身。

這不是我的經驗，而是李時珍的經驗。他常因清晨要去採藥，或要去看病，為了避免外感風寒，口中要含薑。

如果是在我們南方，就可以用這個山蒼樹根來煮水，那就可以辟風寒翳溼之邪。

山蒼樹籽是嶺南的一味奇藥。

我在春天進山實發現它已經開花。但是山蒼樹花要結果實需要開到秋天，等於它攢了一個春夏的能量，夏天暴曬，它把這些熱氣吸到花裡。所以它的藥性才那麼辛烈，在人體碰到溼邪把它們趕出體外。

## 治風溼關節痛

用山蒼樹熬水來泡澡，然後用山蒼樹籽、生薑、大棗點水喝。

內服暖脾胃，外洗袪風溼，這就是山蒼樹的口訣。脾胃生化有源，肌肉關節才好，風溼才會少。所以這是內外兼修，內外兼治的一味藥。

它看似一文不值，實值價值千金。

## 食慾差

小孩食慾差、厭食，就會覺得吃飯不香，這時給他用一些芳香的藥。

香藥有哪些？藿香、白花臭草、金不換、紫蘇葉、山蒼樹。

飯後呃逆，大家可以煮紅薯湯加紫蘇葉或金不換。所有人吃紅薯都覺得胃不好，只要把山蒼樹和紫蘇葉加進去就好了。

錯不在於紅薯，在於不懂得怎麼去調配，還有劑量的把握。吃到撐，誰都會不舒服。

貪吃沒藥醫。

小孩消化不良，面黃肌瘦，不愛吃飯。如果家中有陳茶（留得時間久的茶葉），再加雞屎藤和山蒼樹，沒有消不掉的食積。

這副方劑下去後，孩子就會如狼似虎地吃飯。山蒼樹10至20克、雞屎藤20至30克，加老陳茶，泡濃茶。

這是山蒼樹的好處，治療消化不良、食積、腹脹。

## 鼻炎

鼻炎、鼻塞的病人尤其是受風就會變嚴重的病人。如果這些人早上起來猛打噴嚏，就用山蒼樹20至30克。用枝葉或根都可以。效果最好的是根，根的力量更強，可以說一條根的藥力相當於十條枝葉。雖然它力量很強，但是比較難挖。相反，枝葉容易採一些，山蒼樹根10至20克，配合幾片薑，幾個大棗。

這個藥方可以保護脾胃。所有辛香，祛風溼的藥，都會傷胃，要靠薑、棗護胃。

有一位病人　他們一家都有鼻炎，早晨起床後就輪流打噴嚏，你一下我一下，來來回回像高手過招，各類滴鼻藥擺滿家中藥櫃，但是效果卻不理想。

我讓他用山蒼樹配合薑棗茶，早起後服用。一碗喝下去，一整天很少打噴嚏。掌握一個小單方就幫助了一方人。

女性在產褥期時要保證奶水充足就要攝入大量營養，但是偏偏這時候容易出現厭食。這時用山蒼樹根、艾葉根煲湯，一定要是根，各10至20克。這個藥方醒脾胃的能力非常強，迅速使脾胃振作，有力量。

這是草醫郎中們的祕傳，它能讓很多坐月子的女性，既能夠保持身體無恙，又不會被風寒溼所侵，讓孩子有奶吃就靠這一招。乳房屬於陽明胃經，脾胃失調，會導致母乳缺乏。相反，胃口一好，奶汁就源源不斷從脾胃上來。

## 關節炎

老年人易疲勞，沒精神，並且容易駝背，隨著年齡增長，駝背愈加嚴重。另外由於風、寒、溼等外邪侵襲人體，痹阻經絡，氣血運行不暢致病。主要以肌肉、筋骨、關節發生痠痛、麻木、重著、屈伸不利等為主要表現的病症。

在當地有一位老人肩關節痹痛，據他描述，把這個頸部拉直一點都覺得很難。以前還可以去趕集，現在只能一個月去三次。在我們當地趕集只能在特定日期去。

我給他用一個藥方讓他可以一個月去九次。黃芪30克、枸杞30克、山蒼樹10克。

這藥茶煲好以後加入生薑片、大棗，調在一起，連棗也可以吃了。黃芪、大棗補氣；生薑、山蒼樹，辛香定痛祛寒溼。再配合枸杞補腰骨，讓骨頭重新強壯起來。

這個藥方可以用來抗衰老，延年益壽，所以後面講「疲倦五藥」就出自於這裡。一個人隨著衰老，面上長斑、氣短、背駝、走路腿腳拖泥帶水、沉重無力，就用這五味藥。

如果你把這五味藥拿來泡酒（乾品泡七天），每天一小杯就行。如果病人六十歲以上會喝酒，可以喝點酒，行氣活血；六十歲以內，我的建議是多鍛鍊，別喝酒。

## 腹痛

有些人吃了生冷的食物後會出現急性腹痛。在我們當地經常會遇到這類病人，但是不是每一次我們都要用胃藥。

這種情況下可以用山蒼樹葉。首先將山蒼樹葉搗爛，搗爛後敷在肚臍上，腹痛即可緩解。其次用山蒼樹葉煮水，喝下去，也可以緩解腹痛。辛香定痛祛寒溼。

山蒼樹是行氣止痛藥中最典型的代表。它氣味極香，能夠祛風散寒治風溼，溫中理氣治胃痛，還能夠行氣活血，治療腰骨腰腿疾患，更能芳香辟穢，治療食積、腹脹。

山蒼樹、藿香、陳皮、香附、蘇葉，這五味藥曬乾後打粉。專門用來治療舟車勞頓、水土不服所致腸胃不適。

中藥在歐洲很流行，很受敬仰，他們叫「草木店」，他們對草木店很有好感。中國人有兩樣東西讓他們十分服氣，第一個是「中國功夫」，第二個是「中國草藥」。

山蒼樹就複習到這裡。

## 草藥小補帖

山蒼樹別名山胡椒、味辣子、山蒼子、木薑子、木香子、野胡椒、臭樟子。味辛微苦，性溫，歸脾、胃、腎經。溫中止痛、行氣活血、平喘、利尿。主治脘腹冷痛、食積氣脹、反胃嘔吐、中暑吐瀉、泄瀉痢疾、寒疝腹痛、哮喘、寒溼水臌、小便不利、小便渾濁、瘡瘍腫毒、牙痛、寒溼痹痛、跌打損傷。

(1)治脾胃虛滿、寒氣上攻於心、心腹刺痛、兩脅作脹、頭昏、四肢困倦、吐逆、發熱、泄瀉、飽悶：華澄茄、高良薑、肉桂、丁香、厚朴（薑汁炒）、桔梗（去蘆）、陳皮、三棱（泡醋炒）、甘草各75克、香附（製）150克。為細末。每服200克，薑3片、水100毫升，煎七分，和渣服。

(2)治脾胃虛弱、胸膈不快、不進飲食：山蒼樹不拘多少。為細末，薑汁打神曲末煮糊為丸，如桐子大。每飯七十丸，食後淡薑湯下。

(3)治中焦痞塞、氣逆上攻、心腹疞痛：山蒼樹25克、良薑100克、神曲（炒）、青皮（去白）、官桂（去皮）各50克、阿魏25克（醋、麵裹煨熟）。上為末，醋、麵糊為丸如桐子大。每服二十丸，生薑湯下，不計時候。

(4)治傷寒呃逆日夜不定者：山蒼樹1．5克、高良薑1．5克。二物搗羅為散。每服10克，水六分，煎十餘沸，入少許醋攪勻，和滓如茶，熱呷。

(5)治噎食不納：山蒼樹、白豆蔻等份。為末。乾舐之。

(6)治支氣管哮喘：山雞椒果實、胡頹子葉、地黃根（野生地）各5錢。水煎服。忌食酸、辣。

(7)治中暑：山雞椒果實5至10克。水煎服。

(8)治無名腫毒：山雞椒鮮果實適量。搗爛外敷。

第50日

# 小伸筋草

9月15日　晴　湖心亭公園

今天要講「小伸筋草」這味草藥。這種草在嶺南很多，大家把它割來當柴燒。懂得如何用它才是寶，不懂就當柴草。

我在行醫過程中經常遇到老年人下肢出現肌肉痙攣。肌肉痙攣俗稱抽筋。腿常抽筋大多是受涼等因素引起。我治療腿腳抽筋十拿九穩，而且方法簡單易學。但是為了保證療效，有一個前提：治好以後病人不要再吃涼冷的食物，而且要多曬太陽。

老人身體虛寒有溼且疲勞過度。我用兩味藥一搭檔，可以把寒溼趕跑，可以讓疲勞過度得到修復。

據我觀察，下肢肌肉痙攣很有特點，發病時間，夜晚多於白天；發病部位，下肢多於上肢；發病人群，老人多於青年。

根據陰陽五行學說：老年人屬陰，年輕人屬陽；上午屬陽，晚上屬陰；上半身屬陽，下半身屬陰。它的病理病性已經決定了它的陰寒內盛，陽火不夠，所以我給病人用淫羊藿、小伸筋草這兩味藥。

## 下肢肌肉痙攣

以前義診的時候，有一個阿叔腿抽筋，吃進口鈣片，抽筋還治不好。這位病人不是缺鈣。人體陽火不夠了，腎陽不足了，體內寒溼重。我給他用淫羊藿50克、小伸筋草20克。病人喝下藥當晚就沒出現痙攣。

小伸筋草在我們當地又叫鹿角毛。因為它長得像鹿角，一個角長了很多毛。它能祛風除溼。治療下肢風溼關節痛，用小伸筋草一味藥30至50克煲湯或煮水。它名字叫小伸筋草，顧名思義，它就能讓緊急的筋骨變得放鬆伸展開來，叫舒筋活絡，祛風除溼。

我從另一位老師那裡了解到小伸筋草最神奇之處是可以用於治瘡癰。

這位老師用小伸筋草，治癒若干例周身瘡癰的病人。病人都是長期多發的癰腫，體質、抵抗力很差，沒辦法用消炎藥。他給病人用鳳陽草醫單方——斧頭方。方法很簡單，燉雞肉時將小伸筋草塞到雞中燉熟，然後吃肉喝湯。吃了兩三次，癰腫就能排得乾乾淨淨，全部從腸道裡排出來。

## 跌打損傷

我們當地把小伸筋草當作跌打藥。病人傷筋動骨後肯定要讓他的筋骨得到舒展。用小伸筋草搗爛泡酒。把它煮熱後喝完，餘下的藥渣敷在局部創面，瘀、腫就可以慢慢消退。

它能夠活血，能止痛。小伸筋草一年常綠、常青，所以我們也叫它「抗青」。

## 夜盲症

它的綠色像松柏一樣，看著很舒服。這味藥對眼睛非常好，就有位老人晚上就看不清路，這時用小伸筋草30至50克和豬肝一起煮。

## 肝病

治療急性肝炎病人，有人以消炎為主，我首先疏肝。小伸筋草能疏肝。肝主筋，所以舒筋活絡的藥，它一定能疏肝理氣。

肝部的囊腫都用它，普通疏肝理氣藥，像蘇葉、玫瑰花、鬱金、柴胡，作用比較表淺，偏於上，像雞毛撢子。

而小伸筋草是深層次地疏肝理氣，它像鋼刷。碰上癰、包塊、結節，雞毛撢子掃不走就得用鋼刷。

我在清遠見習的時候，有一位老師，他得了肝囊腫、多發性囊腫，常規的草藥治療效果不理想。

然後去當地找老中醫，那位中醫就給了他藥，小伸筋草、三棱、莪朮、黨參、大棗、黃芪。這個方子補藥也有，瀉藥也有，看得亂糟糟的，也不解釋這個方子。大概吃了半個月左右，再檢查，那些囊腫居然就消失了。

他說，這老先生也不跟你講什麼道理，就藥房裡抓藥，連稱都不用，就用手一把一把地抓。

小伸筋草既補又通，這樣有利肝臟排毒，管道打通了，髒東西才容易排出來。

在古籍上記載，「肝部包結，小伸筋草水煎沖紅糖。」

## 盗汗

有些孩子晚上容易出汗，小伸筋草煮水後用來洗澡，這是治療小孩盜汗的小招法。

## 目澀

還有，玩多電子遊戲、看手機，眼睛發紅、酸澀。夏枯草、桑葉、菊花、小伸筋草，通通可以用。因為青色入肝，通於目。這些常青的綠葉，都能夠入肝、入目。

## 燙傷

燙傷後將小伸筋草，煮濃汁來或榨濃汁來，可以加入桐油，敷在患處。燙傷部位不但好得快，還可以不留瘢痕。

## 流鼻血

小伸筋草流鼻血甚至喝酒以後啊，咳血吐血，小伸筋草10克左右水煎服。這些都是它祛風除溼、活血通絡、舒經止血之效果。

## 草藥小補帖

小伸筋草味苦澀，性溫。疏經活絡，溫腎止痛。治風溼、周身酸冷、胃寒痛、驅腸寄生蟲。

(1) 治風溼、周身酸冷：小伸筋草15至100克。泡酒服。
(2) 治胃寒痛：小伸筋草每用10克。研末，一次服。
(3) 治腎虛：小伸筋草5錢，燉肉100克。分二次服。
(4) 治毛囊炎：小伸筋草10克。水煎服。

# 方藥集錦

**心煩失眠**
一味穿心蓮煮水。

**中耳炎**
穿心蓮絞汁滴耳朵。

**口腔潰瘍**
穿心蓮、蒲黃煎水漱口。

**穿心蓮脾消瘡膏**
穿心蓮搗爛跟凡士林調成膏外敷，它是毒熱殺手，膿瘡剋星。

**婦科炎症**
穿心蓮、百部搗爛外洗。

**肺炎**
四逆散配千金葦莖湯。

**熱痢**
穿心蓮、鳳尾草。

**眼睛痛**
穿心蓮、菊花。

**咽喉痛**
穿心蓮、桔梗、射干。

**牙痛**
穿心蓮、大黃、薄荷。

**肺熱咳嗽**
穿心蓮、麥冬。

**胃痛**
穿心蓮、金不換。消炎穿心蓮，止痛金不換。

**尿道炎**
穿心蓮、車前草。

**蟲蛇咬傷**
穿心蓮搗爛敷。

**口乾**

刺莧、枸杞子。

**肝炎轉胺酶高**

刺莧、白花蛇舌草、五味子。

**口苦咽乾**

刺莧、麥冬、石斛、枸杞子。

**熱痢**

刺莧根煮水兑蜂蜜。

**甲亢瘰癧**

刺莧100克煮水。

**咽痛**

刺莧、崗梅。

**溼疹搔癢**

刺莧、槓板歸、艾葉加鹽煮水，擦洗。

**牙癰**

刺莧研粉，塞在腫包處。

**結石**

刺莧50至100克，加威靈仙10至20克。

**瘡口潰爛**

刺莧搗爛敷在瘡口周圍。

**慢性下肢潰瘍**

新鮮的刺莧根搗爛加點桐油，敷在瘡口上它就會退掉。

**胃潰瘍出血**

刺莧搗爛外敷，刺莧煮水內服。

**消積茶**

五月初五的艾葉跟茶末。

**風寒感冒初起**

艾葉、生薑。

**風寒頭痛**

艾葉煮雞蛋，喝湯吃蛋。

**消蟲止癢洗液**

苦參、刺莧、百部，它通治一切溼熱皮膚疹毒。

**虛人感冒**

仙棗艾葉湯，即仙鶴草、大棗、艾葉。

**反覆拉肚子**

艾葉、山楂、陳皮煮水加點紅糖。

**微笑湯**

艾葉、玫瑰花、大棗。

**疙瘩**

艾葉揉爛，反覆擦。

**月經量大**

炒艾葉根，水醋各半煎服。

**婦女經痛**

生薑、大棗、艾葉煮水。

**心衰腳腫**

黃芪100克、赤小豆100克煮水。

**癌症放化療後康復**

五紅湯：赤小豆、枸杞子、紅棗、紅衣花生、紅糖。

**常跟水打交道**

紫蘇葉、赤小豆。

**常跟火打交道**

麥冬、沙參。

**電焊、用眼過度**

桑葉、菊花。

**小兒發燒**

三豆飲：黑豆、紅豆、綠豆。

**皮膚搔癢**

麻黃、連翹、赤小豆、桑白皮、杏仁、生薑、大棗。

**肝硬化腹水**

赤小豆鯉魚湯。

**腎炎淡白尿**

黃芪、赤小豆。

**癌瘤三藥**

半枝蓮、半邊蓮、白花蛇舌草。

**咽喉腫痛**

半枝蓮30克、射干10克煮水。

**鼻咽癌**

半枝蓮50至100克、新鮮的金銀花20克再加威靈仙。

**肺癌**

半枝蓮、白英各30克煮水。

**胃癌**

半枝蓮、蒲公英。氣力不足者，加黃芪、五指毛桃。

**急性乳腺炎**

半枝蓮、墨旱蓮搗爛外敷。

**急慢性肝炎**

半枝蓮、田基黃各30克、車前草10克。

**喝酒口苦**

葛根、田基黃、半枝蓮、車前草、溪黃草。五藥專退肝部毒濁。

**溼熱痢疾**

半枝蓮、鳳尾草，也可加地斬頭、艾葉。

**燒、燙傷**

紫草、半枝蓮煮水，外洗，有熱毒者可配合內服。

**毒蛇咬傷**

野外急救，用刀把傷口劃開，再用火燒傷口，把毒液裡的異性蛋白燒掉。如果能找到半枝蓮、半夏的話，把它們搗爛外敷。

**無名腫毒、瘡癧**

仙方活命飲內服；半枝蓮、半邊蓮、半夏搗爛外敷。

**割傷流血**

白花臭草揉爛敷上，止血效果特別好。

**炎腫**

白花臭草加酒搗爛外擦。

**膿包**

白花臭草加蜂蜜搗爛外敷。

**感冒初起**

咽痛熱證，用新鮮白花臭草30至50克、薄荷10克，煮熟了就好，別煮太久。

寒證，風寒感冒頸背很僵，淌清鼻涕，用白花臭草加生薑。

**落枕**

白花臭草加葛根，兩味藥各30至50克煮水。

**鼻塞**

白花臭草加蒼耳子煮水喝。

**中耳炎**

白花臭草搗爛榨汁，點入耳朵。

**急性扁桃體炎發熱**

白花臭草、半枝蓮或墨旱蓮搗爛榨汁，兑入蜂蜜飲。

**結石**

海金沙配白花臭草，煮水喝。

**開竅法**

開鼻孔，白花臭草加蒼耳子。

開耳竅，白花臭草加菖蒲。

開喉嚨，白花臭草加射干、半枝蓮。
開尿道，白花臭草加海金沙。

**腹脹風**

白花臭草搗爛呑服，並外敷肚臍。

**爛腳趾**

白花臭草搗爛，加蜂蜜，外敷。

**搔癢**

白花臭草煮水洗澡。

**腹瀉**

白花臭草加鳳尾草，煮水喝。

**上吐下瀉**

白花臭草加生薑。

**急性胃痛**

白花臭草5至7片，嚼服。

**扁桃體炎**

白花臭草、紅背各30克煮水，當天喝當天減輕。

**口腔潰瘍**

白花臭草、艾葉煮水或搗爛榨汁，含在嘴裡。

**溼疹**

白花臭草、白勒、刺莧、槓板歸，找到其中幾樣皆可，煮水洗澡。

**瘡癰腫毒**

白花臭草搗爛加冷飯外敷。

**牙齦腫痛、咽喉痛**

鹹酸草搗爛榨汁兑蜂蜜，含熱後，再慢慢呑下去。

**五味治病**

痛者，多用辛味藥，辛辣。
虛者，多用甘甜的。
燥者，多用苦寒的。
氣浮者，多用酸的。
身體有硬塊、結塊者，多用鹹的。

**背酸**

鹹酸草加酒搗爛，燉或炒，擦背。

**跌打損傷初起**

鹹酸草加酒搗爛燉，外敷內服。

**鼻炎**

鹹酸草加鵝不食草，煮水喝。

**熱火出血**

鹹酸草搗爛榨汁，加蜂蜜，內服。

**帶狀疱疹**

鹹酸草加雄黃，外擦。

**急性熱痢**

一味鹹酸草，煮水內服，或用乾品研粉沖服。

**B肝**

白花臭草、白花蛇舌草、白花墨草、鹹酸草。

---

**乳腺炎**

鹹酸草搗爛，加酒燉熱敷。

**乳房腫包**

鹹酸草、辣椒搗爛，加酒炒熱外敷。

**胸痛**

鹹酸草、鵝不食草搗爛加酒內服外敷。

**崴傷散**

梔子、大黃、連翹、乳香、沒藥打粉，剛扭傷調醋收斂消腫，接下來調酒活血化瘀。

**瘀血**

梔子、白花蛇舌草搗爛貼中指，左邊白睛黑點，貼右邊中指，右邊白睛黑點，貼左邊中指；也可用田基黃搗爛塞鼻孔，左眼塞右鼻孔，右眼塞左鼻孔。

**失眠**

虛煩躁擾，心中煩惱像燈籠燒一樣的失眠，為心火過亢，用梔子豉湯。

沒勁不想動、失眠，為肝血不足，用酸棗仁湯。

**牙出血**

用梔子搗爛加紅糖，煮水喝。

**尿出血**

梔子加冬瓜，煮水喝。

**遠行足部傷**

梔子治遠行足部傷，梔子搗爛，與冷飯一起敷。

**肩部挑擔傷**

刺菠、黃芪、黨參煮水喝。

**蛀牙良方**

刺菠、梔子各20克，煮水喝。

**咽喉痛**

刺菠根加酸梅20克，煮水喝。

**淋巴結發炎**

刺菠配刺莧，煮水喝。

**肝熱目赤**

白茅根、田基黃、刺菠，煮水喝。

**小孩感冒腹痛**

刺菠、算盤子，煮水喝。

**降血糖**

刺菠、玉米鬚，煮水喝。

**肩頸痠痛**

刺菠根泡成藥酒內服，並拍打肩頸，藥酒外擦。

**陳年痼疾**

刺菠根搗爛加酒，外敷。

**蛀牙疼痛**

刺菠根、兩面針根搗爛，含在嘴裡。

**面黃肌瘦**

黃芪30克、刺菠根20克，女的加龍眼肉，男的加黨參。

**溼疹搔癢**

刺菠煮水，擦洗。

**發熱**

蚶殼草30至50克，榨汁加蜂蜜喝。

**煩躁燒熱腹痛**

地膽頭、蚶殼草，煮水喝。

**腎炎**

蚶殼草半斤煮水喝。

**咽喉痛**

蚶殼草加板藍根，煮水喝。

或蚶殼草30克、崗梅20克，煮水喝。

**急性腮腺炎**

蚶殼草、大青葉各20至30克。

**毒蘑菇中毒**

催吐過後，馬上用蚶殼草搗爛，加入第二次洗米水，兑點蜂蜜喝。

**解暑神方**

蚶殼草50克，榨汁，兑蜂蜜喝。

**轉胺酶偏高**

蚶殼草配金銀花、虎舌紅。

**退燒五虎將**

蚶殼草、鋪地錦、白花蛇舌草、梅肉草、三椏苦。

**風團**

槓板歸、刺莧煮水外洗。

**無名腫毒、帶狀疱疹**

槓板歸、無頭藤（菟絲子藤）搗爛榨汁外擦。

**尿道炎**
槓板歸、車前草，煮水喝。

**毒蛇咬傷**
用新鮮槓板歸500至1千克榨汁，加酒服，剩下的爛渣，加點紅糖，敷瘡腫處。

**肝癌三人組**
穿破石、槓板歸、七葉一枝花。

**肺部咳喘**
槓板歸、陳皮、桔梗煮水喝。

**夏季搔癢**
槓板歸、艾葉煮水洗。

**百日咳**
槓板歸、百日紅各20克，煮水喝。

**代刀湯**
三棱、莪朮、川牛膝、澤瀉、槓板歸、皂角刺。

**尿三味**
金櫻子、黃芪、牛大力。

**失眠尿多**
金櫻子、酸棗仁打粉沖服。

**鼎三藥**
頭頸部，用葛根、黨參、川芎。
胸肋部，用枳殼、桔梗、木香。
腸胃，用小茴香、蒼朮、厚朴。
腰腿部，用杜仲、黃芪、枸杞子。
肩臂部，用桂枝、桑枝、小伸筋草。

**脾虛腹瀉**
金櫻子、芡實、白朮各10克，瘦人用白朮10克，肥人用蒼朮10克。

**白帶異常**
金櫻子根煮水喝。

**臟器下垂**
金櫻子、黃芪、五指毛桃煲湯喝。

**腳部癢痛潰爛**

金櫻子根、梅肉草，煮水喝。

**燒燙傷**

金櫻子搗爛加茶油調敷。

**遺精滑精**

金櫻子、五味子熬膏。

**子宮脫垂**

其一，堅持練習八段錦裡的兩手托天理三焦。

其二，用蓖麻子搗爛敷百會穴。

其三，用補中益氣湯加金櫻子。

**出汗過多**

金櫻子配黃芪、白朮、防風，即玉屏風散加金櫻子。

**脾虛咳嗽**

四君子加金櫻子、芡實、山藥、蓮子、苡仁。

**精氣神不夠，中氣虛**

金櫻子、黨參、陳皮泡水代茶飲。

**溼熱黃疸**

白飯草、溪黃草、金錢草、茵陳，煮水喝。

**扁桃體發炎**

崗梅、燈籠草、白飯草，煮水喝。

**急性胃炎**

白飯草配雞公寄羅，煮水喝。

**腸炎**

白飯草、鳳尾草，水煎服。

**白帶異常**

白飯草配雞冠花，水煎服。

**黴菌性陰道炎**

白飯草、地膚子、白鮮皮水煎，內服外洗。

**眼睛乾澀**

白飯草煮水，加糖內服。

**蟲蛇咬傷**
白飯草搗爛，外敷。

**結石**
白飯草、羅網藤、車前子水煎服。

**流鼻血**
白飯草、糯米煮水喝。

**腎炎尿血**
一味白飯草，水煎服。

**溼疹搔癢**
白飯草50至60克，煮水，內服外擦。

**喉嚨沙啞**
白飯草、桔梗、甘草，水煎服。

**喉嚨痛**
白飯草、燈籠草，水煎服。

**腹瀉**
蛇莓、鳳尾草各30至50克，水煎服。

---

**口腔潰瘍**
蛇莓搗爛榨汁，內含。

**熬夜痰多**
新鮮的蛇莓50至100克，加上刺莧，帶刺能開破，再加一味桔梗引到咽喉部去。

**乳癌**
蛇莓、穿破石各100克，水煎服。

**子宮內膜出血**
新鮮的蛇莓60克、葉下紅、墨旱蓮各30克，水煎服。

**腮腺炎**
蛇莓、刺菠搗爛，水煎服。

**毛毛蟲螫傷**
蛇莓搗爛，加酒外敷。

**急性乳腺炎**
蛇莓、蒲公英搗爛，水煎服。

**咳唾血**

蛇莓、墨旱蓮，水煎服。

**瘰核瘰癧**

蛇莓、牡蠣，水煎服。

**膝關節無力**

血風藤50至100克，加大棗，水煎服。

**放化療後缺血**

雞血藤，熬糖漿。

**小貧血湯**

黃芪20克、雞血藤20克、當歸5克、大棗5枚、龍眼肉10克。

**營養不良，面黃肌瘦**

雞血藤、雞屎藤。

**敬孝湯**

千斤拔、牛大力、雞血藤。

---

**經痛**

雞血藤熬膏。

**半邊手腳不利索**

補中益氣湯加雞血藤、黃芪。

**腰骨痛**

不通則痛，用雞血藤、絡石藤、海風藤。不榮則痛，千斤拔、牛大力、五指毛桃。腎主水，水溼腰痛，炒薏仁、赤小豆、澤瀉、牡蠣。

同時也可以用雞血藤、金櫻子根、巴戟天，泡酒喝。

**貧血**

雞血藤加制首烏熬成糖漿，加點酒。

**經痛子宮肌瘤**

桂枝茯苓丸加雞血藤、川牛膝、黃芪、山楂。

**周身痠軟無力**

黨參、黃芪、當歸、雞血藤、山蒼樹、絡石藤。

**酒後咳吐**

香橼、佛手、陳皮。

**小孩沒胃口**

佛手、麥芽、陳皮。

**沒胃口**

香橼、佛手、陳皮、麥芽。

**沒心情**

佛手、香橼、陳皮、柴胡、鬱金、香附。

**沒精神**

雞血藤、杜仲、黃芪、當歸、枸杞子、大棗。

**老人痰多**

陳皮、佛手代茶飲。

**壓氣飯、撞食症**

陳皮、佛手、橘絡。

**胃脹**

生薑、半夏。

**胃痛**

佛手、延胡索。

**懶洋洋，讀書沒幹勁**

藿香、佩蘭、佛手、香橼、陳皮。

**胃病**

養胃五點加陳皮、佛手、麥芽泡茶。

胃冷吃涼的不舒服，加薑、肉桂。

胃熱反酸，加黃連1至2克、蒲公英5至10克。

**咳嗽痰多**

陳皮、麥芽、佛手代茶飲。

**感冒**

佛手、蘇葉、生薑。

**吃飯不香**

泡佛手茶喝。

**開車疲勞**

佛手、陳皮，加參粉或黨參、大棗泡茶飲，男的加枸杞子，女的加龍眼肉。

**鼻炎**

四君子加黃芪、陳皮、炒麥芽、佛手、神曲。

**傳染性肝炎**

佛手10至20克，加敗醬草。

**小孩疝氣痛**

小茴香、橘子核、陳皮、佛手各5至10克，泡茶或者煮水給孩子喝。

---

**腰痠痛**

梅肉草煮水加棗、黨參。

**抽筋**

淫羊藿30克、小伸筋草15克。

**筋骨疼痛**

黨參、威靈仙內服，艾葉、苦刺芯酒炒外敷。

**頭痛**

川芎、蒼朮、生薑、大棗。

**手術傷口修復**

梅肉草加棗一起煮。

**割傷見骨**

梅肉草、消山虎搗爛，調點蜂蜜外敷。

**感冒發熱**

金銀花、連翹加梅肉草。

**勞倦乏力**

二草一棗湯（梅肉草、仙鶴草、大棗），還可加黃芪，此為疲勞湯。

**心急**

蓮子心、佛手，泡茶喝。

**結石**

車前草、貓鬚草、黃芪、梅肉草。

**皮膚惡瘡**

梅肉草搗爛外敷，瘡爛則加雞蛋清或蜂蜜。

**局部燙傷**

雞蛋清、蜂蜜外敷。

**術後康復湯**

梅肉草、黃芪。

**潰瘍**

梅肉草、白及各10克。

**糖尿病爛腳**

梅肉草、墨旱蓮搗爛，兌點蜂蜜外敷。

**慢性鼻炎**

梅肉草、仙鶴草、大棗、蒼耳子。

**慢性中耳炎**

梅肉草、大棗、黃芪、菖蒲。

**慢性胃病**

梅肉草、大棗、黃芪、蒲公英。

**慢性肝炎**

梅肉草、黃芪、大棗、穿破石。

**慢性結石**

梅肉草100克左右，加貓鬚草50克，再加黃芪、大棗。

**腹瀉**

梅肉草、刺莧，煮水喝。

**肺癰**

新鮮的穿破石、魚腥草各30至50克，煮水。

**食道癌**

穿破石加白英各30至50克，嚴重者加七葉一枝花。

**爛肺**

穿破石加蒲公英，體力不夠者加黃芪、五指毛桃。

**十二指腸潰瘍**

穿破石、敗醬草、黃芪，加四逆散。黃芪扶正，穿破石通經絡，就是穿破石，敗醬草降濁。

**肺結核咳血**

穿破石、墨旱蓮。

**諸虛勞損方**

黃石根、黨參、大棗。補加通，不上火，治療跌打損傷後的局部發炎勞損。能喝酒的，煮好的湯，再兑半杯酒下去。

**癌瘤糖漿**

黃石根、蚤休跟半枝蓮，三個搭檔在一起各30至50克。煎水後製成糖漿，你可以各200至300克，然後熬水製成糖漿可以喝半個月。

**打傷**

黃石根、三加皮，煮水加酒喝。

**急慢性肝炎**

穿破石、五指毛桃、葫蘆茶。葫蘆茶代表降濁法，穿破石代表通透法，五指毛桃代表補益法。

**跌打損傷**

穿破石根皮，水酒各半，煎服。

**淫疹久不癒**

穿破石、地膚子煎水喝。

**滿口牙痛**

骨碎補60至80克，一味藥煎水。

**肚子痛**

急痛不讓碰，用羅網藤煮水。

久痛、綿綿作痛，用參苓白朮散久服。

**打點滴後耳鳴耳痛**

骨碎補、生薑、大棗煲水，骨碎補30至50克，薑棗適量。

**骨折復位後疼痛**

骨碎補搗爛，加點苦刺或生薑外敷。紅腫加苦刺，瘀青加生薑，再用骨碎補、熟地、杜仲泡酒喝。

**雞眼**

骨碎補搗爛泡最濃的酒精，雞眼用溫水泡軟後，把外皮輕輕削去，用藥汁擦。

**風溼關節痛**

威靈仙、骨碎補、枸杞子、杜仲。

**腎虛牙痛**

骨碎補50克、白芷10克。

**腎虛耳鳴**

六味地黃丸加骨碎補。

**骨傷骨折傷後修復**

四物湯加骨碎補、續斷。

**跌打損傷**

骨碎補、梔子各50至100克，最好挖新鮮的，搗爛以後炒熱加些黃酒。

**生氣**

普通氣鬱者，用橘葉、薤白。

中度結節者，加白芥子、穿破石。

重度癌瘤者，加半枝蓮、半邊蓮、七葉一枝花。

**嚴重肝鬱化火**

穿破石、丹參、七葉一枝花。

**老年人頸肩腰腿痛**

補中益氣的前提下，加骨碎補、枸杞子、杜仲效果很好，脾腎並補。

**感冒**

風寒感冒鼻塞，用鵝不食草。

風熱感冒咽痛，用白花蛇舌草。

**鼻塞**

鵝不食草20至30克，煮水內服。

鵝不食草跟蔥薑切碎煮熱，放在啤酒瓶裡，熱氣從瓶子裡衝出來，鼻子置於瓶口，腦竅鼻竅同時打開，此為熏蒸法。

**滴鼻劑**

鵝不食草搗爛，發炎者加點氯黴素，榨汁，放在眼藥瓶裡。

**跌打損傷**

鵝不食草100至150克搗爛，榨出去汁來調一點酒就喝下去，剩下的渣外敷傷口。

**風溼關節痛**

鵝不食草加7個棗，煮水。

**小孩子不吃飯**

鵝不食草搗爛，煮炒雞蛋吃。

**肺寒咳嗽**

鵝不食草搗爛，煎雞蛋。

**百日咳**

鵝不食草、百部、百日紅煮水喝。

**感冒鼻塞**

鵝不食草20克，加一兩個蔥頭，大一點的水煎服，趁熱喝下去，鼻竅通，頭痛癒。

**肚子痛**

鵝不食草搗爛加薑汁服用。

**局部腫痛**

鵝不食草搗爛加酒外敷。

**心臟病**

愈風寧心片，只由一味葛根組成。

**落枕**

葛根50克，加生薑、大棗煮水喝。

**小孩發燒**

葛根、白茅根、蘆根煮水喝。

**熱病煩渴**

葛根、沙參、麥冬、玉竹煮水喝。

**高血壓頭痛**

葛根、丹參、川芎煮水喝。

**解酒毒**

小柴胡湯加葛根。

**眼乾澀**

葛根、菊花煮水喝。

**豐胸**

黃芪、生薑、大棗、葛根、王不留行、路路通。

**練背闊肌**

黃芪、葛根、薑黃煮水喝。

**強壯頸椎**

葛根配生薑、大棗、丹參。

**糖尿病口乾渴**

山藥配葛根。

**感冒發熱頭痛**

葛根、荊芥。

**風熱感冒咽痛**

桑葉、菊花各20克，煎水喝。

**眼目熱痛**

菊花、夏枯草跟桑葉泡水喝。

**流行性紅眼病**

菊花、白蒺藜、蒲公英、木賊草、夏枯草、桑葉六味藥各20至30克，煮水內服外洗。

**雞遮目**

菊花10克、枸杞子20克、決明子20克、黃芪30克、加薑棗煮水喝。

**高血壓頭暈目眩**

葛根、丹參、川芎、菊花，煮水喝。

**疔瘡腫毒**

野菊花搗爛，外敷。

**搔癢**

穿心蓮泡酒，外擦。

**失眠焦慮**

金銀花、菊花，泡水喝。

**花類藥**

鬱悶，用玫瑰花；焦慮緊張，用金銀花、菊花；鼻炎鼻塞，用辛夷花泡茶；月經不通，用月季花、月月紅；咳嗽，用百日紅。

**迎風流淚**

菊花、枸杞子、決明子，煮水喝。

**高血壓**

菊花、車前子，泡茶飲。

**暴飲暴食中風**

十宣指尖放血，菊花、車前子、大黃，泡茶飲。

**高血壓中風**

大黃、車前子、菊花、鈎藤濃煎，代茶飲。

**勞累耳鳴**

杞菊地黃丸。

**跌打傷胸悶厥欲死**

菊花葉、鵝不食草搗爛，加童便（小孩子的尿），內服。

**口乾舌燥**

麥冬、沙參，泡水喝。

**咽喉炎沙啞**

玄參、麥冬、甘草、桔梗各10至20克，泡茶，再配合早上跑步運動。

**大便乾燥**

麥冬、菊花10至20克，泡茶飲。

**跟火打交道咽乾口燥**

沙參、麥冬、玉竹、石斛，黃芪、枸杞子六味藥，煮水喝。

**風溼痹症**

小風溼湯：羌活、獨活、生薑、大棗。

**口腔潰瘍**

導赤散（生地、甘草、竹葉、木通）加麥冬。

**夏天無力**

夏天氣陰兩傷，生脈飲（人參、麥冬、五味子）主之。

**乾咳**

枇杷葉、麥冬，熬成糖漿。

**唇乾裂**

麥冬、蒼朮煮水喝。

**腸燥便祕**

生地、麥冬、玄參各10至20克。

**便祕**

玄參、麥冬、生地、肉蓯蓉、火麻仁。

**腿腳風溼無力**

蒼樹根，跟黃芪、大棗一起煲湯喝。

**鼻炎**

黃芪、大棗、枸杞、山蒼樹。

**消化不良**

山蒼樹、雞屎藤，再加一點茶葉煮水喝。

**抗疲勞**

山蒼樹、仙鶴草、大棗、黃芪，煮水喝。

**風寒感冒初起**

山蒼樹根20克，加生薑、大棗，煮水喝。

**防治風溼**

山蒼樹根、生薑，煮水喝。

**坐月子**

山蒼樹根、艾葉根，然後煲湯，各10至20克，煲湯喝。

**肩周炎**

黃芪30克、枸杞子30克、山蒼樹10克。

**疲倦五藥**

黃芪、枸杞子、山蒼樹、生薑、大棗。

**自製行軍散**

山蒼樹、藿香、陳皮、香附、蘇葉打粉。

**多發性囊腫**

小伸筋草塞進雞裡面煲湯，喝湯吃肉。

**跌打傷**

小伸筋草搗爛燉酒，內服外敷。

**夜盲**

小伸筋草30至50克，煮豬肝吃。

**肝囊腫**

小伸筋草、三棱、莪朮、黨參、大棗、黃芪，煲水喝。

**盜汗**

小伸筋草，煮水洗澡。

**眼睛赤痛**

夏枯草、桑葉、菊花、小伸筋草，煮水喝。

**水火燙傷**

小伸筋草榨濃汁，或加桐油，外擦。

**流鼻血**

小伸筋草10克左右，水煎服。

# 精采語錄

1．人家美容養顏活血化瘀，我養顏美容健脾益氣。

2．牛大力30克、枸杞子20克、紅糖、紅衣花生、紅棗，這一系列紅的，能夠補血。

3．根薯壯腰腎，色紅入血脈。

4．身上很多斑就是陽氣不夠，陽氣足夠通通被燃燒掉，一點雜質都沒有，純陽之體。

5．火熱瞀瘈，皆屬於熱。各種熱很赤盛的，那就是火。

6．一味穿心蓮，就是百炎消。

7．世上三樣最難忍，第一是痛，第二是苦，第三是癢。

8．心其味苦，以苦來降心火，心火降則百瘡消。

9．慢性胃炎多虛寒，急性胃炎多實熱，叫「暴病多實，舊病多虛」。

10．幽門螺旋桿菌喜歡陰溼的胃寒環境，我給它胃暖洋洋出太陽，它就在那裡待不住逃了。

11．火熱就要找苦藥降火，苦能降，苦能清，苦能泄。

12．藥性易學，人性難通。

13．永遠要有你的殺手鐧，天天在練的不要放。

14. 一棵樹長得很好，旁枝很厲害，讓它主幹千萬別斷，一斷就全完了。

15. 泄火先活血，血活火易泄。

16. 人最容易犯的是什麼？氣火，氣火金不換、穿心蓮主之。

17. 我們中國人很有智慧，家長讓孩子吃苦，就是要成為人上人，才讓你吃苦中苦。

18. 有漿能拔毒，有刺能消腫，有孔可利水，有毛可祛風。

19. 財神爺喜歡三個地方的人：喜笑顏開的、有笑臉的、乾淨的地方，特別樂於去幫助別人的人。

20. 肝為五臟六腑之賊，肝一發怒，五臟六腑都被殃及。

21. 有癢必用刺，有刺能止癢。

22. 愈是大城市熬夜愈厲害，飲食愈沒節制的，得這瘰癧可能性就愈大。

23. 當季是藥，過季是草。

24. 艾葉，服之能走三陰，而逐一切寒溼，轉肅殺之氣為融和；炙之能透諸經，而逐百種病邪，起沉痾之人為壽康。

25. 評判一個國家的醫療水平，不是病愈治愈多，理療設備愈來愈先進，投入的資金愈來愈多就愈好，而是病愈治愈少，花的錢愈來愈少，病愈來愈容易治。

26．行醫一定要行到簡驗便廉。

27．記住上乘的醫療絕對不是花很多錢，而是很快很便宜見到效果，這個才是醫療事業登峰造極的發展！

28．富人吃藥，窮人泡腳。

29．中藥絕不做閉門留寇的事，都做開門送賊的事。

30．植物叫靜物，帶血的叫動物，動物大多能動血。

31．一個人拿了一個鐵飯碗，讓無數人都有鐵飯碗、都有飯吃，這就是現象級中醫。

32．綠豆偏於解肝部的毒，赤小豆偏於解心血管的毒。

33．中醫可以跟行行業業的人結緣，而且結善緣！達者結千人緣，懵懂者結萬人怨。不明理的人才跟別人結梁子，明理的人都跟別人化解梁子，沒有障礙，沒有衝突。

34．識得半枝蓮，可以伴蛇眠。

35．人啊，如果他學來怎麼用的話，他只能做一個發熱的燈泡；他學來怎麼讓別人都能夠用好，他就可以成為發電站。所以成為一盞燈泡他可以亮一時，你成為發電站過後可以讓千千萬萬的燈泡亮很久。

36．我們講藥跟普通人講藥，最大的不同是什麼？我們在製造無數的燈泡，跟製造無數的飯碗。

37．寒證感冒一般是流清鼻涕、尿清稀，而熱證感冒則是一派熱火之象，咽喉熱腫、舌尖紅、尿黃赤。

38．清除淤泥，要打開閘門放水，排出結石，也要開竅利尿。

39．小洞不補，大洞一尺五。

40．白花臭草既能升清又能降濁，本領很高。

41．我們現在知道的草藥功效，這是草藥世界的冰山一角，草藥還有巨大的寶庫等待我們研究開發。

42．有的時候不在於你學多與少，而在於你有沒有把裡面的精髓吸到了。

43．白花臭草能止血消炎止癢祛風，只要被蚊蟲叮咬得遍地跑，你就找白花臭草。

44．有毛能祛風，有毛能止血，有毛能開竅。

45．麝香無孔不入，無處不達，臟腑百骸血腦屏障都可以透過去。

46．扁桃體發炎單用涼藥下火藥未必下得好，但是你用開竅藥，它那個腫包就會減小。

47．鹹能潤能下，酸能收能靜。

48．中醫是用五味辛甘酸鹹苦治病的。

49．鹹酸草它有一個功效能夠把血管周圍的那些血脈雜質給洗掉，效果要快就加點酒。

50．酸澀收斂滌汙膿，鹹味能軟堅，鹹酸草既酸又鹹，它就能夠把堅塊還有汙膿瘡包給消平給融化。

51．辛甘發散為陽，酸苦湧泄為陰。

52．辛香定痛祛寒溼，所以寒溼病可以用辛香的藥物來治，比如山蒼樹、生薑、高良薑、蔞葉等。

53．苦寒清火消炎熱，所以火熱病可以用苦寒的藥物來治，比如黃連、梔子、半枝蓮、蓮子心等。

54．甘甜益力生肌肉，所以虛弱病可以用甘甜的藥物來治，比如龍眼肉、枸杞子、人參、黨參等。

55．酸澀收斂滌汙膿，所以汙濁病可以用酸澀的藥物來治，比如山楂、烏梅、五味子、雞屎藤、白飯草、鹹酸草等。

56．鹹能潤下軟堅結，所以結塊病可以用鹹味的藥物來治，比如牡蠣、瓦楞子、海藻、昆布等。

57．用藥就像開車把握油門、方向盤跟剎車板一樣。

58．講課和傳道不一樣，傳道就是說你把握這個道理，就可以放之四海而皆準，用之千秋而不易。

59．有眼身邊草是寶，無眼身邊寶是草；有眼你可以結各種緣分，沒眼的話，很多緣分你都攀不上。

60．梔子入心，能夠把心裡那些瘀血往四邊降，防止瘀毒攻心。

61．嘴唇偏暗，白睛有黑點，說明身體有瘀血。

62．失眠有兩種，一種是心火亢的煩躁失眠，用梔子豉湯；一種是肝血虛的失眠，用酸棗仁湯。

63．用藥沒有嚮導就到不了病灶，像我們開車一樣，你們沒有導航就到不了目的地。

64．昨天的都是零分，今天的都是一百分，永遠要記住，昨天的成就不足以依憑，今天的自信才值得仰仗。

65．光輝的過去，那個就像塵埃，迎著今天的朝陽才是未來。

66．為什麼說我們講草藥，我們敢對昨天打零分，因為我們永遠只有從零開始的能力。

67．要以德經商，千萬不要以商來行醫，要以德來立商。

68．要以道馭術，用道行來駕馭這些術數；以德載道，要以德來去承載這個大道。

69．道像上面的帆，指向遠方；德像下面的船，承載萬物。有道而無德，道不長遠；有德無道，術不經傳。你們要雙修啊！

70．眼睛主眺望，肩主承擔，很多肩部勞損，大都是氣不夠，太累了，壓力大所致。

71．凡是有炎症、腫塊、包塊、結節的，要用帶刺的青草藥。

72．治肝炎兩個動作，一個是灑水降火，一個是清除垃圾。

73．大棗能夠厚腸胃，讓腸胃渾厚有力，是腸胃的保護神。

74．排結石，一個要找尖利帶刺的藥把大的結石打碎，第二要朝用利尿通淋的藥把結石排下來。

75．有刺能祛風，有刺能消腫，有刺能止痛。

76．一般帶刺的植物有三大特色：見腫消、見風祛、見痛止。這是帶刺植物的共性。

77．女子以血為用，男子以氣為用。

78．手到病除，拍打治百病，拍打時要用空心捶或空心掌。

79．做推拿的，每天都要練以上的俯臥撐，這樣數年後，推拿的功夫就有了。

80．讀書有七成是在拼你的體能體魄，三成在拼大腦。

81．不看誰學得最快，看誰能學得最久。

82．見病不能治，皆因少讀書。

83．求人如吞三尺劍，上山擒虎易，開口向人難。

84．真正學醫的行者，他必須是做一個手心向下，幫別人拉起來，而不是手心向上向別人祈求。

85．人活一口氣，先吐才能納，先呼才能吸，所以先予才能奪，先捨才能得。所以先後順序理順才能做人，才能幹事業。

86．蚶殼草最大的好處就是不會傷胃，又能把炎火退下來。

87．蚶殼草跟雞屎藤配在一起，通治一切肚子有積、疼痛。

88．路在嘴上，道在口中。學習不單要問書本，還要問村中的阿叔阿婆。

89．現在人本末倒置，先往醫院跑，搞得醫院掛號很麻煩很擠，搞不定了，才想到這個民間。

90．小孩子的病就兩個，一個消化病，一個就是呼吸系統病；一個腸胃病，一個就是肺跟膀胱的病。

91．人體任何鼓包瘡腫無名腫毒，就叫作火山。

92．艾治百病，當你百種方法都不行，行不通的時候，唯獨艾可以，就能行得通。

93．要學好醫，一個手機一個微信，跟定一個老師講課，就已經夠了，還要到處跑的，那個學習的心就跑散了。

94．考驗一個人成就高不高？不看他跟哪個老師，看他心，有沒有專注到極致。

95．普通的太陽光照下來可以忽略不計，你把它集中到一個點，它可以點燃那個紙片，可以燒毀那棵樹，這就是專注的力量。

96．我們學習草藥最缺乏就是專注的力量，我學習一味草藥，我可以花三天三夜，所以學得很深刻。

97．專注就是打井的智慧，拼的是誰能夠往深處打。

98．做人不要嚐到點甜頭就止步了，應該往更深、更廣、更遠、更大的領域裡頭進攻。

99．崗梅就是我們南方的喉寶，又叫秤星樹。

100．學中醫學得靈活，它就是一加一，消腫的加退紅的，就等於消腫解毒。

101．治癌腫三大思路，把包破開來，讓氣血流通，然後讓毒濁降下去。

102．金櫻子這味苦藥它甘甜微苦澀，補中帶收，就專對著尿頻、尿急、尿床。

103．心動則五臟六腑皆搖，其實很多人失眠，就是心神不安，加上那個精關不固。

104．做人做事不能滿足於一時的收穫，做人你就要知足，但是做學問要不知足，做事要知不足。

105．幸福是靠找靠發現，而不是靠造樓造車。

106．常思戰亂苦，太平就是福。常思癌症苦，小病也是福。常思別離苦，相聚即是福。常思死亡苦，活著即是福。常思災難苦，平安即是福。常思文盲苦，有書讀是福。常思飢荒苦，有飯吃是福。常思殘疾苦，有腳就是福。

107．貴以賤為本，高以下為基。

108．富貴高升了，千萬別忘了你底層貧苦的老百姓。

109．諸溼皆屬於脾，脾主消化、運化，通過加強脾胃運化能力，身體的溼氣會減少。

110．學東西要遇強則強，逢難則上，這是很重要的精神。

111．除了用嘴巴去讀去誦外還要用手來抄，所以這個記性一下子就提高了，很深刻，刻骨銘心啊！

112．精少則病，精盡則亡，不可不思，不可不慎。

113．年少保精是第一關，精保得愈牢固愈固密，你的命就愈好，你的智慧就愈高。

114．你們在沒成就之前，告訴你們像雞一樣封在蛋殼裡最好，不然你還沒到出殼的時候就破了，就麻煩了。

115．沒成就之前要學會享受寂寞，有成就的時候要學會什麼？學會擁抱孤獨。

116．汗多傷陰，汗為心之液，汗血同源，大汗就是出血，大汗會亡陽的。

117．黃疸剛開始的一般是溼熱重，時間久後則會脾腎兩虛。

118．涼利之藥生溼地，生長於低矮溼地的草藥，多能利水清熱。

119．酸甘辛鹹苦，南五味子最補，南五味子就是雞公寄羅。

120．我們治蟲治黴菌，要治溼治水，只要沒了這些水溼環境後，變乾爽了，黴菌自然會消失掉。

121．草醫的至高境界，用尋常的草草木木，不怎麼花錢卻把病治好，這也是中醫是環保醫學。

122．蛇莓是熱腫痛的剋星，搗爛過後敷在患處。

123．治病它像帶兵一樣，我們中醫古代就是用藥如用兵，理身如理國。

124．凡是胸肋裡頭的腫塊包塊結節，肝氣鬱結的產物，用穿破石。

125．涼利之藥生溼地，矮矮的它入胱腸，人體比較低的，五臟六腑最低的就是肛門跟膀胱。

126．治病有一個思路，即清利胱腸，死保心肺。

127．見一葉落，而知人間秋涼，飲半盞江水，便曉江湖滋味。

128．才覺池塘春草綠，階前梧葉已秋聲。

129．凡是服補氣血藥容易上火，你就加雞血藤跟陳皮。

130．高明相法，相的是神，而不是形，形永遠聽神的。

131．一個人態度放得夠低，夠謙虛，永遠把自己放在創業草創階段，謙虛到極處，他的事業就能步步高升。

132．你學了點中醫，你可以把孝道盡得更圓滿。

133．不知醫者不足以為人子，不知醫者不足以為人父。

134．雞血藤一入人體，血虛能補，血瘀能通。

135．你服了補益藥會覺得燥熱的，加雞血藤。

136．平常一樣窗前月，才有梅花就不同。

137．心主血，心臟缺血，就不會分太多頭腦跟四肢，所以頭腦昏，四肢冰涼。

138．做好事你還爭辯，那這好事就像煮粥加老鼠屎一樣。

139．上半身肝膽脾氣機不通，用一味佛手就搞定了。

140．人得病有三個共通點：沒胃口、沒精神、沒心情。

141．木克土胃發堵，飲食不化變毒物，再好營養也脹肚。

142．諸嘔吐，穀不得下，小半夏湯主之。

143．心痛欲死，速覓延胡。

144．佛手三大作用：理氣止痛、疏肝解鬱、消食化痰。

145．一分淫氣一分懶。

146．有人做生意為了賺錢，有人做生意為了賺人氣。

147．萬般成功學只有一種，用你喜歡的方式，又能幫到人地度過你的一輩子。

148．未病就先防，有病就早治；疾病就防變，惡病就延年。

149．千點萬點不如名師一點，有的時候老師給你指明一個方向，你一輩子受益無窮。

150．養胃五點就是「少點、慢點、淡點、軟點、暖點。」

151．凡是暴飲暴食，或者暴喜暴怒引起的痰濁，就用佛手。

152．孩子平時厭食不愛吃飯，胃脹食慾不振——佛手、麥芽、山楂、陳皮，這是黃金搭檔。

153．胸肋的問題一個要找肝，一個要找胃，肝胃不和胸肋痛。

154．一味佛手就相當於疏肝的柴胡，降胃的枳殼，柴胡枳殼就有它的影子。

155．稍有不適就立刻健脾開胃，疏肝解鬱。

156．人生四大病：外感、飲食、情志、疲勞。

157．學習就像燒開水，連貫的時間很重要，學問不能間斷，學習不能停止。

158．精氣神飽滿，加上連續性不斷，兩個就可以出奇跡。

159．你們忙得還有縫隙，給別人插進去，你們學習啊，就還差得很遠，要忙到那個針插不進去，水潑不進去那就很厲害了。

160．跟別人合作最好的就是「利益共榮」。

161．「六和敬」，這個適合於處事，適合於工作，適合於做事業，適合於把一個團隊團結起來。

162．慢性病就要唱一首主題曲「扶正」。

163．可怕的不是結石，而是結石形成的原因——好吃懶動。

164．梅肉草配黃芪，仙鶴草配大棗，這都是虛勞者的福音。

165．這個時代歸納為兩種病：一種是勞損病，用黃芪、甘草、梅肉草、大棗、黨參、仙鶴草等；一種是急躁病，用四逆散。

166．七葉一枝花，深山是我家，癰膿如遇此，一似手拈拿。

167．涼利之藥生溼地，破積之藥長高峰。

168．帶刺草藥多入肝膽系統。

169．膽子小用補氣的黃芪，加點帶刺的穿破石疏肝膽，再加點細辛壯膽。

170．惜秒如金比惜時如金境界高，要比微細細節上用功夫，所以我們每一秒都不讓它空過，而不是每個小時。

171．敗醬草能敗從咽喉到腸胃的毒濁。

172．鼎足三立法：一個扶正，一個通經絡，再一個排泄。

173．修行夠的多多益善，修為不夠精進的，那就是要愈少愈好，要精兵簡陣。

174．穿破石在癌症包塊腫瘤領域的攻破裡頭，它起到「先鋒兵」的作用，是藥中的「突圍先鋒」、「尖刀兵團」。

175．只有正氣弱，正無邪氣強。扶得正氣旺，百邪跑光光。

176．跌打損傷一個是局部有瘀血，經脈不通暢，一個有水腫硬結，穿破石就可以活血化瘀止痛，清熱除溼。

177．治溼先通經，經通溼自癒，治療這些溼毒，你要把經絡打通。

178．水利不興，農業不穩。

179．兩手攀足固腎腰可以打通膀胱經，膀胱經乃人體水道，就是排汗管，下水道，排濁的。

180．膀胱者州都之官，水道出焉，腠理毫毛其應，人體水道尿道膀胱跟皮毛是相通應。

181．地膚子利膀胱，可洗皮膚之風。

182．黃芪、穿破石、蚤休、半枝蓮，把解毒通經絡跟補氣的，四種藥合在一起，就是抗癌藥。

183．你的過去可以不輝煌，你只需要看到未來的一點光。然後你朝著那個亮光點，去拼搏，去闖，就會見到一片太陽。

184．現在就是中醫普及是一個大煩惱，所以你抓準就是大煩惱，你就不會在小煩惱裡頭迷了路。

185．凡是那些痛，你喜歡去按它摸它的，這個是虛痛啊，你大膽給他開補藥。

186．凡是你一碰它就很痛不讓碰的，這個是實痛，你就給他開瀉藥通藥清藥利藥。

187．審病當明虛實，調藥當分補瀉，方向不能錯。

188．道吾過者乃吾師，揚吾好者乃吾賊。說我不好的是我的老師，講我好話的是我的賊。

189．治療這些骨傷骨折後遺症，沒有妙法，就是補腎加健脾胃。健脾胃他氣血就生化有源，補腎他骨頭修復就有力。

190．初起腫痛要活血，後期恢復補脾腎。

191．最重要的不是你學多少，而是你能堅持多久，這件事比較厲害。

192．我們要比什麼？不比誰跑得快，而比誰跑得久。你跑得再快，你堅持不久，沒有用。

193．命長吃的飯多，就說別著急，慢慢來，慢慢來你才能快，才能久。

194．一用不好說這個藥沒用，這就是「傻瓜思維」。你一用不好覺得自己沒有用好，應該調整一下方向，這就是「智者思維」。

195．傻瓜思維就是什麼東西都是外在不夠好。智者思維就是什麼東西都是自己功夫不夠高。

196．草藥界裡頭開竅的除了菖蒲外，還有鵝不食草。

197．把所有的營養跟那個心思都放在這一個領域上，你就會成為這一領域的霸主。

198．西方的醫學它是「分科思維」，我們中醫的醫學叫「分治思維」。

199．不要跟人家比，要跟自己的過去比，我有沒有比昨天起得更早？狀態更好。

200．一群人，一條心，做一件事，養成一個習慣，幹他一輩子。

201．感冒鼻塞頭痛，鵝不食草，水煎服一次癒。

202．薑汁配鵝不食草治療肚腹寒痛特效。

203．困難如頑石，看你強不強，你強它就弱，你弱它就強。

204．久坐以後，心臟會覺得很悶，那壓力就會升高。

205．葛根能解表退熱，生津止渴疏通管道降壓還有升陽。

206．動機不純，難以走遠。剛開始那個動機擺得很正很純，你可以學得很好，走得很遠。

207．見病不能治，皆因少讀書。

208．學一味藥就是，看到採到嚐到讀到用到。那你就圓滿了。

209．快遞系統很豐富發達的時候，這個地方物流會對流得很快；人身體經脈很通達的時候，他營養傳輸很快，所以思維敏捷，行步靈敏。

210．春日才見楊柳綠，秋風又顯菊花黃，榮華總是三更夢，富貴還同九月霜。

211．學醫要過兩關，第一關名利關，第二關生死關。

212．怎麼放下？你就看破它，就放下了。

213．一件事情，看你怎麼想，你會想的都是往積極方向的。

214．未來健康一定是一個很爆火的行業，是一個趨勢。

215．根薯應入冬，花在含苞中，果實宜盛夏，枝葉在早春。

216．利名未曾掛胸中，由此胸中氣自衝。既愛且憎皆是病，靈臺何日得從容。

217．永遠要記住，不要做輪子，要做軸心，軸動則輪行，軸滯則輪停。

218．不難於奮鬥的艱辛困苦，難於你發心是否純粹。

219．有菊花精神，一不畏風霜，第二要有傲骨。所以，做人啊傲氣不可以有，但是傲骨不可以無。

220．學問不是從刻苦中來，而是從心懷天下，心懷蒼生中來。

221．決定一個人最終學得好不好，就看你初發心的動機純不純粹，遠不遠大。

222．治高血壓不外乎就是通管道利小便，降肝火，這幾個常見的招法。

223．「大禹治水，堵不如疏」，記住這句話，就說你堵都不如去疏通它，所以我們中醫治高血壓，降不如疏。

224．急時你靠醫生，平時要靠自己，平時鍛鍊好，你急時病才少。

225．火逆上氣，咽喉不利，止逆下氣，麥門冬湯主之。

226．物燥則破綻百出，潤則密合無間。

227．走向世界，未來中國草藥是王牌。

228．同行要相互敬重，因為有可能你搞不定的，你的對手就能搞得定。

229．人家看到炎症治炎，我們看到炎症要疏肝。

230．昨夜江邊春水生，艨艟巨艦一毛輕。向來枉費推移力，今日中游自在行。

# 後記

一天早上，講完課。

我們說要考考大家。

一個荷花池，第一天荷花開放的很少，第二天開放的數量是第一天的兩倍，之後的每天，荷花都會以前一天兩倍的數量開放。

如果到第三十天，荷花就開滿了整個池塘。

那麼請問：在第幾天池塘中的荷花開了一半？

學生們說，第十五天。

不對！是第二十九天！

這就是著名的荷花定律，也叫三十天定律。

這也是我們「每日一學青草藥」欄目的真正意義所在。

行百里者，半於九十！

很多時候，我們之所以不成功，是因為我們還不夠拼。

到最後關鍵階段，往往拼的不是什麼運氣跟聰明才智，而是你那顆不動搖、堅持到最後的心！

然後我們又問，昨天講的課要打多少分？

學生們說，99分！

我說，不對，昨天的都是零分，今天的都是一百分，永遠要記住，昨天的成就不足以依憑，今天的自信才值得仰仗。光輝的過去，那個就像塵埃，迎著今天的朝陽才是未來。

為什麼說我們講草藥，我們敢對昨天打零分，因為我們永遠只有從零開始的能力。

所以每天早上迎著朝陽，風雨無阻，雷打不動，日不缺講，一步一個腳印，這才是我們中醫普及的真正利器所在。

有人說：

你們有實力，為何不把名氣打響一點？

你們這麼厲害，怎麼不趁機掙多點錢？

你們有絕招，還那麼拼命幹什麼？

在現實生活中，我們會成為大家不可理喻的人，很多人不解，甚至很多人覺得我們愚笨。

真的是這樣嗎？

我們的目標不為成名，也不為富有，而是讓自己成為對社會有價值、有貢獻的人。

這是我們的初心。

一枝獨秀不是我們的目標，萬紫千紅才是我們的願景。

所以我們接下來會準備搭建一個大自然淘寶平臺。

真正普及中醫草藥文化，編輯整理《職業病對治手冊》、《新肘後備急方》、《中醫十萬個為什麼》等書。

傳承、分享古老的中醫知識，把各地常見的草藥變成經濟作物，讓荒田荒山變成保證中國人健康的後花園。

通過知識文化共享，讓更多的人參與到弘揚傳統文化、保障全民健康的行動中來。

雖然現在醫學技術不斷進步，醫生隊伍愈來愈龐大，但是病人有增無減。我堅信只有病人愈治愈少，人們愈來愈健康，才能說明醫生的本領愈來愈高。

而通過向大自然淘寶，我們讓更多人有方可用、有藥可醫、有法可循。

讓更多的人都能自尊、自信、健康地活著！

「每日一學青草藥」系列第二部已經完成，敬請期待下一部。

# 每日一學青草藥 ❷

出　　版／楓書坊文化出版社
地　　址／新北市板橋區信義路163巷3號10樓
郵 政 劃 撥／19907596　楓書坊文化出版社
網　　址／www.maplebook.com.tw
電　　話／02-2957-6096
傳　　真／02-2957-6435
作　　者／曾培傑
企 畫 編 輯／陳依萱
校　　對／周季瑩
港 澳 經 銷／泛華發行代理有限公司
定　　價／380元
初 版 日 期／2023年10月

國家圖書館出版品預行編目資料

每日一學青草藥 / 曾培傑作. -- 初版. -- 新北市
: 楓書坊文化出版社, 2023.10-　面；　公分

ISBN 978-986-377-891-2（第2冊：平裝）

1. 青草藥　2. 中草藥　3. 藥用植物

414.34　　112010240